"十三五"国家重点图书出版规划项目

天津市重点出版扶持项目

"癌症知多少"

新媒体健康科普丛书

食 管 癌

丛书主编　樊代明　郝希山

编　　著　赵锡江

天 津 出 版 传 媒 集 团

天津科技翻译出版有限公司

图书在版编目(CIP)数据

食管癌 / 赵锡江编著. —天津：天津科技翻译出
版有限公司, 2022.3
（"癌症知多少"新媒体健康科普丛书 / 樊代明,郝希山主编）
ISBN 978-7-5433-4059-6

Ⅰ.①食… Ⅱ.①赵… Ⅲ.①食管癌-诊疗 Ⅳ.
①R735.1

中国版本图书馆 CIP 数据核字(2020)第 224172 号

食管癌
SHIGUAN'AI

出　　版：天津科技翻译出版有限公司
出 版 人：刘子媛
地　　址：天津市南开区白堤路 244 号
邮政编码：300192
电　　话：(022)87894896
传　　真：(022)87895650
网　　址：www.tsttpc.com
印　　刷：天津海顺印业包装有限公司分公司
发　　行：全国新华书店
版本记录：710mm×1000mm　16 开本　8.5 印张　120 千字
　　　　　2022 年 3 月第 1 版　2022 年 3 月第 1 次印刷
　　　　　定价：28.00 元

丛书编委会

丛书主编

樊代明　　郝希山

丛书副主编

詹启敏　　于金明　　张岂凡　　季加孚　　王红阳　　赫　捷

李　强　　郭小毛　　徐瑞华　　朴浩哲　　吴永忠　　王　瑛

执行主编

王　瑛

执行副主编

支修益　　赵　勇　　田艳涛　　秦　茵　　陈小兵

插　画

张梓贤

编　者（按姓氏汉语拼音排序）

艾星浩　　巴　一　　白　冰　　白　燕　　包　旭　　卜　庆

步召德　　蔡清清　　曹　振　　曹家燕　　曹伟新　　曹旭晨

陈　静　　陈　璐　　陈　平　　陈　彤　　陈　伟　　陈　妍

陈　艳　　陈　燕　　陈　宇　　陈翔翔　　陈昌贤　　陈点点

陈公琰　　陈金良　　陈警之　　陈凯琳　　陈可欣　　陈茂艳

陈倩倩　　陈田子　　陈婷婷　　陈希伟　　陈小兵　　陈小岑

陈小燕　　陈晓锋　　陈永顺　　陈育红　　陈昱丞　　陈治宇

陈子华　　陈祖锦　　程　熠　　程亚楠　　迟志宏　　丛明华

崔云龙	崔兆磊	戴东	丁超	董丽	董阿茹汗
董凤齐	董恒磊	董晓璠	杜娟	杜强	杜玉娟
段峰	段梦	段振东	范彪	范志松	方小洁
房锋	封磊	冯莉	冯敏	冯丽娜	冯梦晗
冯梦宇	付强	高婕	高劲	高明	高申
高炜	高秀	高岩	高伟健	弓晓媛	宫本法
关海霞	关莎莎	郭志	郭丹丹	郭婧瑶	郭姗琦
韩晶	何浩	何朗	何流	何毅	何帮顺
何江弘	何亚琳	和芳	贺斌	贺瑾	洪雷
侯秀坤	胡海涛	胡耐博	胡文雪	胡筱蓉	黄河
黄鼎智	黄慧强	黄金超	黄梅梅	黄敏娜	黄诗雄
黄文倩	黄育北	季科	季鑫	季加孚	季耘含
贾佳	贾晓燕	贾英杰	贾子豫	姜文奇	姜志超
蒋微琴	焦杰	金辉	金鹏	金希	金鑫
金雪	荆丽	井艳华	阚艳艳	康文哲	孔学
孔大陆	孔凡铭	孔轻轻	孔雨佳	雷海科	黎军和
李琛	李方	李红	李洁	李静	李娟
李力	李玲	李凌	李宁	李圃	李倩
李荣	李薇	李艳	李燕	李洋	李盈
李莹	李勇	李春波	李大鹏	李冬云	李昉璇
李国强	李海鹏	李虹义	李虎子	李惠霞	李慧锴
李慧莉	李家合	李嘉临	李建丽	李静燃	李利娟
李萌辉	李姝颖	李维坤	李文桦	李文杰	李文涛
李小江	李小梅	李晓东	李雅楠	李勇强	李之华
李志领	李志铭	李治中	力超	梁峰	梁菁源
梁金晓	梁晓峰	廖书恒	廖正凯	林宁	林晨
林立森	林贤东	林晓琳	林仲秋	凌小婷	刘

刘 刚	刘 昊	刘 洁	刘 姗	刘 涛	刘 巍
刘 妍	刘 阳	刘 颖	刘 昭	刘 兵城	刘 博文
刘长富	刘东伯	刘东明	刘冬妍	刘端祺	刘合利
刘红利	刘宏根	刘慧龙	刘家成	刘嘉寅	刘俊田
刘凌翔	刘盼盼	刘荣凤	刘少华	刘潇濛	刘晓园
刘筱迪	刘彦芳	刘艳霞	刘耀升	刘云鹤	刘云涛
刘志敏	卢仁泉	卢小玲	卢致辉	鲁军帅	鲁苗苗
陆 鸣	陆 舜	陆 苏	路 娜	吕 强	罗迪贤
罗志芹	马 虎	马 帅	马 薇	马翻过	马福海
马婷婷	马蔚蔚	马雪玲	孟晓敏	牟睿宇	穆 瀚
聂 蔓	宁晓红	牛文博	潘 杰	齐立强	齐文婷
强万敏	秦 磊	秦健勇	邱 红	邱录贵	曲秀娟
瞿慧敏	饶群仙	任 越	任大江	荣维淇	汝 涛
沙永生	单玉洁	邵欣欣	邵志敏	佘 彬	申 鹏
沈 琦	沈 倩	沈文斌	施咏梅	石 晶	石 倩
石 燕	石汉平	司同国	思志强	宋晨歌	宋春花
宋天强	宋亦军	苏 畅	苏 玲	孙 婧	孙 鹏
孙 颖	孙彬栩	孙凌宇	孙文茜	孙现军	孙潇楠
孙雪影	孙艳霞	谭 健	谭先杰	汤 东	唐凤峰
唐丽丽	田 洁	田艳涛	汪 艳	王 飞	王 峰
王 杰	王 洁	王 科	王 莉	王 龙	王 琦迎
王 蕊	王 飒	王 潇	王 欣	王 鑫	王 迎
王 盈	王 莹	王 宇	王 钏	王 勐	王艾红
王安强	王炳智	王丹鹤	王风华	王海楠	王会英
王建祥	王建正	王晶晶	王景文	王军轶	王丽娟
王楠娅	王书奎	王舒朗	王晰程	王夏妮	王潇潇
王晓群	王艳晖	王玉栋	王玉珏	王园园	王志惠

隗汶校	魏 华	魏 凯	魏立强	魏丽娟	魏述宁
魏松锋	魏振军	闻淑娟	邬明歆	吴 楠	吴 琼
吴尘轩	吴航宇	吴小华	吴晓江	吴延升	吴胤瑛
吴月奎	伍晓汀	武 强	武佩佩	武云婷	夏 奕
向 阳	肖 健	肖 莉	肖书萍	谢玲玲	信 文
邢金良	邢晓静	熊 斌	熊青青	徐 泉	徐 彦
徐慧婷	徐瑞华	徐晓琴	许红霞	许婧钰	闫 东
阎 玲	严 颖	颜 兵	杨 波	杨 丹	杨 航
杨 丽	杨 敏	杨 双	杨合利	杨隽钧	杨李思瑞
杨佩颖	杨伟伟	杨子鑫	姚剑峰	叶 枫	易 丹
易峰涛	易树华	尹 玉	尹如铁	尤 俊	于 歌
于海鹏	于仁文	于晓宇	虞 夏	虞永峰	袁 航
运新伟	翟晓慧	战淑珺	张 斌	张 晨	张 帆
张 红	张 寰	张 慧	张 霁	张 娇	张 晶
张 莉	张 龙	张 慜	张 倜	张 伟	张 玮
张 雯	张 欣	张 雪	张 瑶	张广吉	张国辉
张海波	张宏艳	张建军	张建伟	张丽丽	张凌云
张梦迪	张青向	张庆芬	张汝鹏	张师前	张炜浩
张潇潇	张小田	张笑颖	张玄烨	张雪娜	张瑶瑶
张亚萍	张一楠	张玉敏	张跃伟	张蕴超	张梓贤
赵 静	赵 峻	赵 坤	赵 群	赵 婷	赵 玮
赵 雯	赵 勇	赵洪猛	赵敬柱	赵林林	赵颂贤
赵锡江	赵志丽	郑 莹	郑爱民	郑传胜	郑华川
郑向前	支修益	只璟泰	周 晨	周 晶	周 岚
周 琦	周洪渊	周丽芯	朱 玲	朱津丽	朱晓黎
朱晓琳	朱颖杰	庄则豪	邹冬玲	邹燕梅	邹征云
左 静					

丛书前言一

匠心精品，科普为民

人类认识癌症的历史源远流长。无论是古希腊时期的希波克拉底，还是中国古代的《黄帝内经》等早期医学文献，都曾系统描述过癌症。20世纪下半叶以来，世界癌症发病人数与死亡人数均呈快速上升趋势，尤其是20世纪70年代以后，癌症发病率以年均3%～5%的速度递增。癌症已成为当前危害人类健康的重大疾病。

我国自改革开放以来，经济、社会、环境及人们的生活方式都发生了变化，目前正快速步入老龄化社会，这导致我国在肿瘤患者人数快速增长的同时，癌谱也发生了较大变化。在我国，发达国家高发的肺癌、乳腺癌、结直肠癌的发病率迅速上升，发展中国家高发的胃癌、肝癌、食管癌等的发病率亦居高不下，形成发达国家与发展中国家癌谱交融的局面，这给我国的肿瘤防治工作带来了较大挑战。

为了推动肿瘤科普精品创作，为公众和广大患者提供一套权威、科学、实用、生动的科普丛书，在中国科学技术协会的大力支持下，中国抗癌协会组织数百位国内肿瘤专家，集体编写了本套丛书。

丛书的作者都是活跃在我国肿瘤科普领域的专家，通过讲座、访谈、文章等多种形式为广大群众特别是肿瘤患者及其家属答疑解惑，消除癌症认知误区，推进癌症的早诊早治。他们的经验积累和全心投入是本套丛书得以出版的基础。

本套丛书满足了两方面的需求：

一是大众的需求。中国抗癌协会通过各地肿瘤医院、肿瘤康复网站、康复会、患友会等组织问卷调研，汇总常见问题，以保证专家回答的问题是读者最关心和最渴望知道答案的问题。

二是医生的需求。在日常工作中，临床医生要用很大一部分时间来回答患者一些重复率非常高的问题。如果能把这些问题汇总，统一进行细致深入的解答，以图书的形式提供给患者及其家属，不仅能为临床医生节省很多时间，同时也能大大提高诊疗的效率。

丛书的出版不是终点，而是一个起点。本套丛书将配合中国抗癌协会每年的世界癌症日、全国肿瘤防治宣传周等品牌活动，以及肺癌、乳腺癌关注月等各类单病种的宣传活动，通过讲座与公益发放相结合的形式，传播防癌抗癌新知识，帮助患者树立战胜癌症的信心，普及科学合理的规范化治疗方法，全面落实癌症三级预防的总体战略。

本套丛书是集体智慧的结晶。衷心感谢中国科学技术协会对丛书的鼎力支持，感谢百忙之中为丛书的编写投入巨大精力的各位专家，感谢为丛书出版做了大量细致工作的出版社编辑，也感谢所有参与丛书筹备组稿工作的中国抗癌协会秘书处的工作人员。

希望本套丛书的出版能为国家癌症防治事业做一份贡献，为大众健康谋一份福祉。

郝希山

中国抗癌协会名誉理事长
中国工程院院士

丛书前言二

肿瘤防治,科普先行

一、肿瘤防治,科普先行

1.健康科普,国家之需求

2016 年,习近平总书记在"科技三会"上指出,"科技创新、科学普及是实现创新发展的两翼,要把科学普及放在与科技创新同等重要的位置。"这是中央领导从国家发展战略高度对新的历史时期科普工作和科普产业发展的新部署和新要求。2017 年,"健康中国"作为国家基本发展战略被写进十九大报告,报告明确提出"健康中国行动"的主要任务就是实施健康知识普及行动。

2.肿瘤科普,卫生事业之需求

恶性肿瘤的病因预防为一级预防;通过筛查而早期诊断,以提高肿瘤疗效为二级预防。世界卫生组织(WHO)认为,40%以上的癌症可以预防。恶性肿瘤的发生是机体与环境因素长期相互作用的结果,因此,肿瘤预防应贯穿于日常生活中并长期坚持。肿瘤预防在于降低发病率和死亡率,从而减少国家医疗资源的消耗,减轻恶性肿瘤对国民健康的危害和社会、家庭的经济负担。

3.肿瘤科普,公众之需求

大数据表明,在中国,健康与医疗科普相关词条占总搜索量的57%。2017 年国人关注度最高的 10 种疾病中,"肿瘤"的搜索量超过 36 亿次,跃居十大疾病之首,之后连续数年蝉联关注榜首位。这一方面说明公众对肿瘤科普有巨大需求,同时也反映了公众对癌症的恐慌情绪。一次次名人患癌事件、一段段网络泛滥的癌症谣言,时时处处诱发公众"谈癌色变"的心理。因此,消除癌症误区、建立正确的防癌观念是当前公民健康领域最重要的科普任务,肿瘤医学工作者责无旁贷。

4.肿瘤科普,患者之需求

恶性肿瘤严重威胁人类健康和社会发展。随着肿瘤发病率持续上升、患者生存期延长、个体对自身疾病的关注增加、患者参与诊疗决策的意愿不断增强,肿瘤科普已经成为刚性需求,涉及预防、诊疗、康复、护理、心理、营养等诸多领域。

5.肿瘤科普,大健康产业之需求

随着科普产业的进步和成熟,一批像果壳网、知乎、今日头条等科普资讯平台迅速发展壮大,成为国家发展科普产业的骨干力量。今天的科普产业正在走出科普场馆建设与运营、科普图书出版与发行、科普影视制作与传播、科普展教器具制作与展示等传统形式,迈向经济建设与社会发展更为广阔的前沿领域。科普的产业形态呈多元化发展,科普出版、科普影视、科普动漫与游戏、科普网站、科普旅游、科普会展、科普教育、科普创意设计服务等实体平台百花齐放。随着人口老龄化的加剧,肿瘤科普产业的规模正在不断扩大,这必将催生高水平多元化的科普产品。肿瘤防治,科普先行,利国利民。

二、科普先行,路在脚下

中国抗癌协会作为我国肿瘤学领域最重要的国家一级协会,在成立之日起,就把"科普宣传"和"学术交流"放在同等重要的位置,30多年来,在肿瘤科普工作中耕耘不辍,秉持公心,通过调动行业资源和专家资源,面向公众和患者广泛开展了内容丰富、形式多样的抗癌科普宣传。通过长期实践,协会独创出"八位一体"的科普组织体系(团队-活动-基地-指南-作品-培训-奖项-媒体),为我国肿瘤防治科普事业的模式创新和路径探索做出了重要贡献。

中国抗癌协会自1995年创建"全国肿瘤防治宣传周"活动,经过近30年的洗练,已成为肿瘤领域历史最悠久、规模和影响力最大、社会效益最好的品牌科普活动。养成良好的生活方式、早诊早治、保证有效治疗、提高患者生存质量等防癌抗癌理念逐步深入人心。从 2018 年开始，中国抗癌协会倡议将每年的 4 月 15 日设为"中国抗癌日"，并组织全国性的肿瘤科普宣传活动。

科普精品是科普宣传的最重要武器。中国抗癌协会的几代学者，传承接力，倾心致力于权威科普作品的创作，为公众和患者奉献了数量众多的科普精品。2012 年至今 10 年时间里，中国抗癌协会本着工匠精神，组织数百名专家编写了本套丛书(共 20 个分册)，采用问答的形式，集中回答了公众及患者在癌症预防、诊疗中的常见疑问。目前本套丛书已入选"国家出版基金项目""'十三五'国家重点图书出版规划项目""天津市重点出版扶持项目"等多个项目，取得了良好的社会效益。

随着近年来临床新进展不断涌现，新技术、新方法、新药物不断应用于临床，协会牵头组织广大专家，将防癌抗癌领域的最新知识奉献给广大读者朋友，帮助公众消除癌症误区，科学理性地防癌抗癌，提升公众的科学素养，为肿瘤防治事业贡献力量。

书之为用，传道解惑。科普创作有四重境界，即权威、科学、实用、生动。我们只为一个目标：让癌症可防可控。

肿瘤防治，科普先行；科普先行，路在脚下。

中国抗癌协会理事长
中国工程院院士

前　言

　　食管癌是我国常见的恶性肿瘤,其死亡人数占全部恶性肿瘤死亡人数的 1/4,尤其在华北太行山地区,男女发病率均极高,死亡率仅次于肺癌,占第二位。我国食管癌的发病人数和死亡人数均占全球 1/2 以上,该病严重威胁人们的生命安全。

　　作者从事胸部肿瘤外科治疗 37 年,临床工作中发现,广大群众对食管癌的病因、发生、发展、诊断、治疗、随诊和预后等情况知之甚少,甚至十分陌生,以致食管癌患者就诊时 70%~75% 已属中晚期,而早期患者仅仅为 5%~10%。也就是说,大多数患者确诊时已失去了手术治疗的机会,不得已只能应用其他治疗方法。

　　实际上,食管癌在很大程度上是可以预防的。只要人们戒除不良生活习惯,注意健康饮食,调整好心态,及时发现并积极治疗癌前病变和相关疾病,就能有效降低食管癌发病率。同时应该多学习和了解有关食管癌的基本知识,当机体出现可疑食管癌症状时,才能及早就医。人们也要树立科学的防癌、抗癌理念,当怀疑患有食管癌时,要及时到正规的专业医院检查,以免延误诊断和治疗。

　　临床工作经验证明,食管癌不是不治之症,只要能早期发现和早期诊断,并及时采用科学、规范、个性化的治疗,就能获得良好的临床效果,甚至治愈。当然,对于食管癌的治疗,也应根据具体情况采用外科、放疗、化疗、生物治疗、中医中药等多种方法相结合的综合治疗。同时,患者也需要家属和社会各方面在生理、心理及精神层面的关心和照顾，只有这样才能获得最佳治疗效果。

本书是作者结合几十年的临床工作经验和体会，针对我国食管癌的实际情况，从食管解剖和生理功能、食管癌的病因和发病机制、食管癌的症状和体征、各种诊断技术和方法、相应的治疗方法和措施，以及食管癌的预防和康复治疗等诸多方面，尽可能全面地进行解答和释疑，以期能提高人们对食管癌的认识，重视食管癌，尽可能做到早期发现、早期诊断、早期治疗，使食管癌患者在诊治过程中少走弯路，取得最佳的治疗效果，拥有良好的生活质量和更长的生存时间。

由于作者水平所限，书中难免有许多不足和不尽如人意之处，热切期盼广大读者给予批评指正。

赵锡江

2022 年 2 月

目 录

第一章 基础知识篇

第二章　病因篇

第三章　症状篇

第四章　诊断篇

第五章　治疗篇

第一章

基础知识篇

　　食管是人体消化系统的一个重要组成部分,具有重要的功能。食管也与身体的其他器官一样可以发生肿瘤,其中最常见的恶性肿瘤是食管癌。食管癌的发生和发展是一个循序渐进的过程。当食管黏膜上皮受到长期的不良刺激后就会发生改变,早期呈上皮内瘤变,随着病变的发展变为早期癌,再进一步发展为中晚期癌,并可能发生广泛的转移,严重影响治疗效果。广大群众和医务工作者要高度重视食管癌,保持高度的警惕性,尽可能做到早期发现、早期诊断和早期治疗。只有这样才能提高食管癌的治疗水平,造福广大患者。

▮▮▶ 何为食管?

　　食管是消化道的一部分,位于消化道的最上段,也是消化道中最狭窄的部分。其上端与咽部相连,向下走行于颈部、后纵隔,最终穿过膈肌食管裂孔进入腹腔。其下端与胃相接。食管全长约 25cm,一般情况下,不进食时其前后壁相贴,管腔呈闭合状态。

▮▮▶ 食管在解剖学上有何特性?

　　食管是消化道最狭窄的部分,自身有三个生理性狭窄,分别位于食管与咽交界处、食管与左主支气管交叉处及食管与贲门交界部。三个生理狭窄部是异物易停留和食管癌好发的部位。食管自上而下呈生理性弯曲,先偏于后纵隔的右侧,中段以后偏于左侧。这些特性为食管癌外科治疗手术入路的选择提供了解剖学依据。

▮▮▶ 食管壁的组织结构如何?

　　食管是一个肌性管道,具有一定的弹性,其管壁的组织结构由内向外依次分为四层,即黏膜、黏膜下层、肌层和外膜(纤维膜)。食管黏膜层由未角化的复层鳞状上皮组成,抗摩擦性强,对食管壁具有保护作用;黏膜和黏膜下层有腺体,分泌黏液至食管腔内,起润滑作用,有利于食物通过;食管肌层有两层肌肉,肌纤维走向不同,内层为环形肌,外层为纵行肌。在组织学上,食管上部为横纹肌,向下逐渐移行为平滑肌。肌层的不同肌纤维走向和组织类型,有助于保护食管壁和促进食物下行入胃。食管的外膜只是一层疏松的纤维结缔组织,不像其他部位消化道有最外层的浆膜。这个特性使得食管癌较易侵犯其周围组织和器官。整个食管壁的厚度只有 0.3~0.6cm,因此,食管容易发生穿孔,人们应注意勿损伤食管。

▐▐▶ 食管的生理功能是什么?

食管的生理功能主要有三个方面:分泌功能、吸收功能和产生压力功能。食管的分泌功能极弱,只分泌少量黏液于食管腔内,起润滑作用;食管的吸收功能也极其微弱,只是辅助其他部分消化道进行吸收;产生压力功能可以保证整个消化系统正常运行,主动以原发性蠕动和继发性蠕动相结合的形式将咽下的食物或水送入胃内,这是食管的主要功能。

食管上部与咽相接处有上括约肌,它可以防止过多的空气进入食管,同时也可以防止食管内的食物反流进入咽部;食管下部与贲门相接处有下括约肌,它能帮助食物自食管进入胃内,同时阻止胃内食物反流入食管而产生反流性食管炎。

进食时,依靠食管壁肌肉顺序收缩和舒张所产生的蠕动,推动食物从咽部到胃。整个吞咽过程分为两步:第一步是舌和腭肌有意识地收缩、挤压食团,使它们经咽喉部进入咽腔。第二步是食团进入咽部和食管后,食管壁肌肉自上而下依次收缩、推动食团下行,最后通过贲门进入胃。

从吞咽开始至食物达到贲门所需要的时间与食物的性状及人的体位有关。液体食物需要 3~4 秒,糊状食物需要 5 秒,固体食物需要 6~8 秒,一般不超过 15 秒。

▶ 食管哪个部位容易患癌？

在解剖学上，食管自上而下依次穿越颈部、胸部和腹部，据此将食管分为颈、胸、腹三段。临床上，为了施治方便，又将胸段食管分为胸上、胸中和胸下三段。临床研究发现，食管癌好发于胸段食管，尤以胸中、下段多见，约占全部食管癌的 70%；发生于胸上段食管者较少，约占 20%；发生于颈段食管者则很少见。

▶ 食管常发生哪些疾病？

食管可发生多种疾病，归纳起来主要有两类，即恶性疾病和良性疾病。前者主要为食管癌、食管肉瘤和食管癌肉瘤、间质瘤及恶性黑色素瘤等；后者主要为食管炎症、食管溃疡、食管黏膜白斑、食管乳头状瘤、食管平滑肌瘤、食管瘢痕狭窄、食管贲门失弛缓症、食管裂孔疝、Barrett 食管及食管静脉曲张等。值得注意的是，一些良性疾病是食管癌的癌前病变，继续发展可能会变为食管癌。因此，不论是食管的恶性疾病还是良性疾病，一经发现都应该给予高度重视和积极治疗，以免引发严重后果。

▶ 食管可发生哪些恶性肿瘤？

发生于食管的恶性肿瘤种类繁多，归纳起来主要有以下两类：上皮源性恶性肿瘤（癌）和非上皮源性恶性肿瘤。前者包括鳞状细胞癌、基底鳞状细胞癌、梭状细胞癌、腺癌、黏液表皮样癌、腺鳞癌、腺样囊性癌、小细胞癌、未分化癌、类癌等。后者包括平滑肌肉瘤、横纹肌肉瘤、恶性黑色素瘤、恶性淋巴瘤、恶性神经鞘瘤、佩吉特病、卡波西肉瘤等。

▶ 食管肿瘤有良性的吗？

食管可以发生良性肿瘤，但较少见，占全部食管肿瘤的 0.5%~0.8%。食管良性肿瘤一般生长缓慢，只局限于发病部位，不侵犯其他组织和器官,也不发生淋巴和血运转移,手术切除后多能治愈。依据其组织学来源不同,食管良性肿瘤可分为两类:发生于黏膜上皮和非黏膜上皮的良性肿瘤。前者主要包括息肉、乳头状瘤、腺瘤、囊肿;后者包括平滑肌瘤、脂肪瘤、纤维瘤、血管瘤、淋巴管瘤、炎性假瘤、神经细胞瘤、软骨瘤、骨软骨瘤等。

▦▶ 何为食管癌?

食管癌是一类发生于食管黏膜上皮细胞的恶性肿瘤,依据其组织学来源不同,可分为鳞状细胞癌、腺癌、小细胞癌及癌肉瘤等。食管癌有大多数恶性肿瘤共同的特性:细胞凋亡不受自体控制;癌细胞呈浸润性生长;癌细胞可侵入淋巴管和血管,引起淋巴和血运转移等。

▦▶ 食管为何容易患癌?

食管是消化道的第一段,具有将食物送入胃内的功能。因此,食管黏膜最容易受到各种食物的刺激。在受到某些物理或化学损伤后,食管黏膜可发生破损、溃烂、出血等改变。当这些破损、溃烂或出血较轻时,黏膜上皮通过增生和自我修复很快会自行愈合;如果这些损害经常发生,不断刺激食管黏膜上皮,在反复的增生和修复中就会出现一些变异细胞,这些变异细胞再进一步发展就变成了癌细胞。癌细胞不断增殖并逐渐形成癌肿,从而引起临床症状。肿瘤进一步发展会扩散、转移至其他器官,甚至危及生命。

▦▶ 食管癌是如何发生的?

目前认为食管癌的发生既有外在因素的作用,也有患者自身内在因素的作用,可能是诸多因素共同作用的结果。食管癌的发生与食管黏膜的慢性损伤密切相关。相关的致癌因素长期反复刺激并损伤食管黏膜上皮,导致食管黏膜上皮发生化生和不典型增生,进而引发原位癌,再进一步发展形成浸润癌,最后可发生广泛的淋巴和血运转移。也就是说,由无癌到有癌,由早期癌到晚期癌。

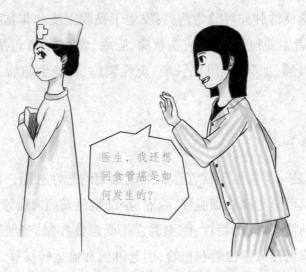

医生,我还想问食管癌是如何发生的?

▶ 在肉眼观察上,食管癌分为几种类型?

在肉眼(大体)观察上,食管癌依据其肿瘤的形态和生长方式可分为若干不同类型,这种分型在制订适宜的治疗方案和评估预后等方面具有一定的临床意义。肉眼分型在早、晚期食管癌中各不相同。早期食管癌分为隐匿型、糜烂型、斑块型和乳头型;晚期食管癌则分为髓质型、蕈伞型、溃疡型、缩窄型和腔内型。

▶ 在组织病理学上,食管癌分为几种类型?

在组织病理学上,食管癌可分为以下几种类型:鳞状细胞癌、腺癌(包括单纯腺癌、腺鳞癌、黏液表皮样癌和腺样囊性癌)、小细胞癌和癌肉瘤。食管癌的组织病理学类型在东西方国家中差异很大。在我国,食管癌以鳞状细胞癌居多,约占90%;腺癌较少,约占7%;小细胞癌和癌肉瘤罕见。在西方国家,腺癌较常见,多于鳞状细胞癌。不同部位食管癌的病理类型也有很大的差异。中上段食管癌大多数为鳞状细胞癌,下段食管癌则以腺癌居多。不同病理类型的食管癌特性不同,治疗方法的选择不同,其治疗效果和预后也各不相同。

▌▶ 何为食管鳞状细胞癌？

食管鳞状细胞癌是一个病理学名称。食管黏膜上皮为鳞状上皮，发生于食管黏膜鳞状上皮的癌称为鳞状细胞癌。在各种病理类型中，鳞状细胞癌的恶性程度相对较低，治疗效果也相对较好。

▌▶ 何为食管腺癌？

食管黏膜表面除了覆盖的鳞状上皮外，还存在一些分泌润滑液的腺体。这些腺体表面覆盖的是腺上皮，发生于这些腺上皮的癌称为腺癌。食管腺癌多发生于食管下段，其恶性程度相对较高，以高度浸润和破坏性生长为特征。食管腺癌易侵犯淋巴管和血管，较早发生淋巴和血运转移，预后也较鳞状细胞癌差。

▌▶ 何为食管肉瘤？

食管肉瘤是发生于食管壁间叶组织而非上皮组织的恶性肿瘤，约占食管恶性肿瘤的 0.5%。按组织学来源不同，食管肉瘤可分为平滑肌肉瘤、纤维肉瘤、横纹肌肉瘤、骨肉瘤、卡波西肉瘤（好发于获得性免疫缺陷综合征——艾滋病患者）等。其中以纤维肉瘤最多见，约占食管肉瘤的 50%。食管肉瘤大体分为两种类型：息肉型和浸润型。前者临床多见，肿瘤体积较大，主体突向食管腔内，发展相对较慢，发生转移较晚，手术切除率高，预后也较好；后者呈浸润性生长，易向外侵犯周围组织和器官，较易发生血运转移，切除率较低，预后较差。

▌▶ 何为食管癌肉瘤？

食管癌肉瘤是指食管恶性肿瘤组织中既有癌的成分，又有肉瘤的成分，癌细胞与肉瘤细胞相互混合而组成的肿瘤体。食管癌肉瘤有两种病理类型：息肉型和弥漫型，以前者居多。癌肉瘤一般瘤体较大，有时可突入食管腔内并有蒂附于食管的内侧壁。息肉型癌肉瘤的组织学特征

7

是瘤体由各种中胚层组织成分组成，癌组织成分多局限于肿瘤基底部的食管黏膜上，常为早期浸润癌。食管癌肉瘤多见于老年人，肿瘤多发生于食管中下段，向外呈膨胀性生长，较少累及周围器官和发生淋巴转移，手术切除率较高，预后相对较好。

▮▶ 何为食管小细胞癌？

食管小细胞癌是一种非常罕见的食管恶性肿瘤，约占全部食管恶性肿瘤的 1.5%。一般认为它发生于食管黏膜上皮中的 APUD 细胞或食管黏膜的原始多潜能干细胞。目前有人认为食管小细胞癌是一种以食管表现为主的全身性疾病，恶性程度高，极易发生远处器官转移，预后极差。

▮▶ 何为食管的癌前病变？

严格来说，食管的癌前病变是一个病理学名称，是指正常的食管黏膜上皮在某些因素的作用下发生了改变，但尚未发展到癌的一种病理状态。依据其变化程度，可分为轻度不典型增生、中度不典型增生和重度不典型增生（原位癌）。癌前病变的细胞均位于黏膜层中最表浅的上皮层，但由于重度不典型增生（原位癌）发展为浸润癌的概率较高，所以一经发现应给予积极的治疗。

▮▶ 何为早期食管癌？

食管癌的发生和发展是一个循序渐进的过程。当食管原位癌细胞继续生长，可依次突破黏膜的上皮层、黏膜肌层至黏膜下层，但尚未发生转移，此时则为早期食管癌。实际上，早期食管癌分为原位癌、黏膜内癌和黏膜下癌三种状态。

▮▶ 食管癌的生长特点是什么？

食管是一个肌性管状器官，食管癌是发生于食管壁上的恶性肿瘤，它除了具有所有恶性肿瘤的共性外,也有自身独有的特点。食管癌的生长特点归纳起来主要有以下几个方面。①肿瘤生长方式不同,形态各异:肿瘤可在食管壁内生长,导致食管壁弥漫性增厚;肿瘤也可向食管腔内生长,形成腔内肿物;肿瘤还可沿食管壁环周生长,较早引起管腔狭窄;此外,肿瘤还可向外生长,较早侵犯周围组织和器官,并引起相应的症状和体征。②肿瘤恶性程度较高,易发生转移:癌细胞侵入毛细血管进入血液循环,发生远处器官转移;癌细胞也极易侵入淋巴管,沿淋巴循环发生淋巴转移。在淋巴转移方式上,除了遵循由近至远的淋巴转移规律外,癌细胞还可发生"跳跃性"转移。这一特性对治疗方法的选择和预后具有十分重要的意义。③肿瘤对身体状态影响极大:食管本来就是消化道中最细的部分,发生肿瘤后极易引起管腔堵塞,影响患者进食,进而引起营养不良,影响治疗方法的应用和治疗效果。④肿瘤的位置特殊:食管癌位于后纵隔内,该部位存在大量重要的组织和器官,而肿瘤的生长极易侵犯周围的气管、大血管、心脏和脊柱等重要脏器,这极大地限制了治疗方法的选择,增加了手术的难度并影响切除的彻底性;还可能因肿瘤侵犯而危及生命。

▮▶ 食管癌是如何扩散和转移的?

食管癌极易发生扩散和转移,这也是影响治疗效果和预后的关键因素。食管癌主要有以下三种扩散和转移方式。①肿瘤直接浸润:癌细胞在原发部位继续增殖和生长,继而向上下和左右扩展。随着肿瘤体积的增大可超越食管本身,进而侵犯周围的组织和器官,并引起一系列相应的症状和体征,导致严重后果。②经淋巴系统转移:癌细胞侵犯黏膜下淋巴管,可到达食管旁淋巴结,再进一步随淋巴流至更远的淋巴结,并产生相应的临床表现。③血运转移:当癌细胞侵犯毛细血管进入血液,可随血液循环到身体其他器官并在该器官内停留、增殖和生长,形成转移瘤,对人体造成更大的危害。

▌▶ 我国食管癌的发病情况如何？

世界卫生组织（WHO）资料显示，2008 年全世界 67.5 亿人口新发食管癌 48.2 万例，居各类恶性肿瘤的第 8 位。我国食管癌的发病率居恶性肿瘤的第 5 位，死亡率居第 4 位，无论是发病人数还是死亡人数均占全世界的 50% 以上。1998—2002 年，我国 30 个肿瘤登记处登记的食管癌新增病例 38 339 例，死亡 30 116 例。虽然近年来我国食管癌的发病率呈现稳中有降的趋势，但仍然是威胁人们生命安全的重要疾病，必须引起我们的高度重视。

▌▶ 我国食管癌有何发病特点？

在我国，食管癌是高发疾病，有关专家和医务工作者对其做了大量研究，发现一些重要的发病特点，归纳起来有以下几个方面。

（1）发病情况不均衡，地区差异很大。河北、河南、福建、重庆、新疆、江苏、山西和安徽等省高发，尤以太行山脉附近地区（如河北磁县和河南林州市）发病率最高，其他地区的发病率则相对较低。高发区和低发区的发病率差异可有十几倍或几十倍。

（2）高发病率的趋势仍然持续。全球每年新发病例大多数来自亚洲，其中超过 50% 的新发病例来自中国。

（3）在很多地区，尤其是农村，食管癌仍然是威胁人们健康的主要恶性肿瘤，防治工作仍十分艰巨。

▌▶ 食管癌会传染吗？

所谓传染是指一种疾病从一个人身上通过某种途径传播到另一个人身上，使之患上同一种疾病。传染必须具备三个条件，即传染源、传播途径和易感人群，三者缺一不可。至今还没有研究发现或证明食管癌具有传染性。需要注意的是，在临床上应用某些医疗器械（内镜及活检钳等）时，应进行彻底清洗和严格消毒，以免造成医源性恶性肿瘤细胞脱落种植。

▶ 食管癌会遗传吗？

食管癌是否会遗传,目前尚无定论。尽管有研究显示,在食管癌高发区,食管癌患者有家族史者达 23.95%~61%,证实在一个家族中食管癌可在同一代或连续三代内发生,但还不能确定食管癌的这种家族聚集性由遗传所致,也可能是共同的生活环境导致的。

▶ 食管癌的自然病程如何？

食管癌的自然病程难以精确计算,不同病理类型的肿瘤的恶性程度各异,其自然病程也就不同。一般来说,食管鳞状细胞癌恶性程度相对较低,病程相对较长;腺癌恶性程度较高,病程较短;小细胞癌恶性程度高,病程极短。多数情况下,未经治疗的食管癌患者自出现吞咽困难症状开始计算,平均生存期为 10 个月左右。食管癌的整个病程在 3 年以上。

▶ 正常食管上皮细胞是如何变成癌细胞的？

食管是消化道的第一部分,在整个进食消化过程中,所有食物都先经食管进入胃肠道,因此食管黏膜上皮极易受到损伤。受损的食管黏膜上皮在修复过程中易受到各种致癌因素的作用,导致上皮增生,进而发生癌变。

▶ 食管癌组织的基本结构有哪些？

食管癌组织的基本结构主要由主质和间质两部分组成。主质实际上就是癌细胞,是主要成分和特殊成分。癌的组织病理学不同,其组织结构也不同。间质是除癌细胞之外的其他成分,是癌细胞的支架,为癌细胞提供营养并排泄其代谢产物,主要包括纤维结缔组织、血管和淋巴管等。每种癌的主质各有特点,但间质结构基本相同。主质和间质构成了肿瘤。主质决定肿瘤的类型和性质,肿瘤通过间质发生变化并与机体发生联系。

▮▶ 食管癌生长的特性有哪些?

食管癌在生长过程中有其自身的特性,归纳起来有以下几个方面。

(1)浸润性生长。癌细胞沿组织间隙、淋巴管向周围组织浸润,使得癌组织与周围组织间无明显的界限。

(2)肿瘤生长速度快,不能自行停止。癌细胞无节制地快速分裂,致使肿瘤体积迅速增大,并引起一系列相应的临床症状。

(3)损害周围组织器官和发生转移。肿瘤增长的同时,癌细胞从原发部位脱落或侵犯淋巴管和血管,引起癌细胞扩散和淋巴及血运转移,形成转移癌。

(4)易复发。肿瘤经治疗(手术切除、放疗、化疗等)后,即使原发病灶消失了,但一段时间后残存的肿瘤细胞又重新增殖,在原来的部位及其周围区域产生新的与原发肿瘤病理类型相同的肿瘤。这就是恶性肿瘤难以治愈的原因之一。

▮▶ 食管癌是如何伤害患者身体的?

食管癌形成后,随着病变的发展,对机体造成一系列的伤害,归纳起来主要有以下几个方面。

(1)肿瘤侵犯和破坏食管本身及其周围的组织和器官,产生相应的不良后果。

(2)随着肿瘤的增大,逐渐产生机械性压迫和梗阻,影响患者食物摄入,导致营养不良,并产生相应的症状。

(3)肿瘤的生长降低了机体的免疫功能,进而引起其他疾病。

(4)肿瘤消耗机体的营养物质,引起多器官功能衰竭,导致患者死亡。

▮▶ 何为食管原位癌？

食管原位癌是指食管癌细胞仅局限于食管黏膜上皮层内，尚未突破其基底膜，是癌的最早期，属于癌前病变。此时行内镜下黏膜切除即可治愈。如果未能及时发现或发现后未给予足够的重视，也未进行适当的治疗，则可发展为浸润癌或转移癌。

▮▶ 何为食管癌细胞分化程度？

食管癌细胞分化程度是指癌细胞接近于正常细胞的程度。分化越好（也称为"高分化"），癌细胞的形态越接近于正常细胞；分化越不好（也称为"低分化""未分化"），意味着癌细胞在形态上与正常细胞的差别就越大。食管癌细胞的分化程度自高向低依次可分为4个等级，即高分化、中分化、低分化和未分化。高分化是指癌细胞分化程度好，近似正常细胞，其恶性程度较低，肿瘤生长较缓慢，相对不易发生转移；中分化是指癌细胞分化稍差；低分化是指癌细胞分化较差，细胞分裂速度也较快，容易发生转移；未分化是指癌细胞分化极差，已基本上失去了原来癌细胞的模样，癌细胞分裂速度极快，恶性程度高，极易发生转移。总之，癌细胞分化越差，恶性程度就越高，癌细胞生长迅速，容易发生转移，治疗后也易复发。因此，食管癌细胞的分化程度，对评估治疗效果和预后具有重要意义。

▮▶ 如何对食管癌进行临床分期？

临床上为了制订适宜的治疗方案和评估食管癌的预后，治疗前要进行详细的临床分期。目前已有多种临床分期方法，被普遍接受和应用的是国际抗癌联盟（UICC）的肿瘤分期，它根据原发肿瘤的大小（T）、区域转移淋巴结（N）和远处转移（M）三项指标综合分析，从而进行临床分期。同时，又结合手术标本的病理学检查结果进行病理学（P）分期。这种分期对制订治疗方案和评估患者预后具有重要意义。

▐▶ 为何要对食管癌进行临床分期？

食管癌的临床分期十分重要。通过分期能准确了解原发肿瘤的大小及侵犯情况，有无淋巴结转移及转移的范围，同时了解有无远处器官转移，也就是说，能明确肿瘤是早期、中期，还是晚期。这对选择治疗方案（如外科、放疗、化疗或综合治疗等）、评估治疗效果和患者预后具有十分重要的作用。

▐▶ 何为食管癌转移？

食管癌转移是指食管癌细胞脱落离开原来的部位，通过血液循环或淋巴系统等渠道，到达其他部位（组织或器官）并继续生长，形成与原发肿瘤相同性质的新病灶的过程。此新病灶被称为转移灶或转移瘤，原来的肿瘤称为原发灶或原发肿瘤。

▐▶ 食管癌是如何发生转移的？

食管癌的转移是一个非常复杂的过程，受很多因素影响。食管癌细胞脱离原发瘤体，与基底膜粘连而发生侵袭，肿瘤细胞在周围间质中浸润性生长，与局部毛细血管或毛细淋巴管内皮细胞紧密接触，并穿透其管壁或突入腔道内，在血管、淋巴管中继续存活并转运，同时启动血小板聚集，形成小瘤栓。到达新的组织后，癌细胞与血管或淋巴管内皮细胞和基底膜粘连。穿出毛细血管或毛细淋巴管，向周围间质浸润，在基质中不断增生，形成新的继发肿瘤。

▐▶ 食管癌的扩散和转移方式有哪些？

食管癌发展到一定程度后会发生扩散和转移，但是不同病理类型的食管癌发生扩散和转移的时间和方式各异。食管癌的扩散和转移主要有以下几种形式。

（1）食管壁内扩散：原位癌进一步发展变为浸润癌，癌细胞可向上下、左右方向扩散,并可沿食管固有膜或黏膜下层的淋巴管扩散,使病变范围逐步扩大。

(2)直接侵犯周围组织和器官:随着肿瘤的发展,依其部位不同可侵犯相应的邻近组织和器官,如咽喉部、甲状腺、肺、胸膜、气管、支气管、主动脉、脊柱、心包、心脏等。

(3)淋巴转移:癌细胞侵入淋巴管后,可随淋巴循环转移至相应部位的淋巴结,如胸段食管癌常转移至食管旁、肺门淋巴结,也可转移至颈部、贲门周围、胃左动脉旁淋巴结;胸段食管癌常转移至食管旁、贲门旁、胃左动脉旁、腹腔淋巴结等,也可向上转移至纵隔和颈部淋巴结。

(4)血运转移:晚期食管癌常发生血运转移,其最好发转移的部位是肝和肺,其他脏器依次为骨、肾、肾上腺、胸膜、网膜、胰腺、心脏、甲状腺和脑等。

▮▮▶ 食管癌发生远处器官转移后的治疗原则是什么?

食管癌发生远处器官转移,说明肿瘤已属晚期,治疗方法的选择应全面分析,综合考虑。一般情况下,当转移瘤为多发且患者身体状况较差时,可给予化疗;当转移瘤为单发且患者身体状况较好时,可酌情考虑施行外科手术切除;当患者身体状况较差,难以耐受手术的创伤时,可根据具体情况考虑进行放疗;当患者的身体状况很差,不宜施行化疗或放疗时,则以对症治疗为主。

▮▮▶ 何为贲门癌?

贲门是食管下端与胃交界的部位,对其具体的解剖学位置意见不一。有人认为食管黏膜的鳞状上皮与胃的柱状上皮的交界线——齿状线上下2cm 范围内的部位为贲门;也有人认为齿状线上下 5cm 范围内为贲门;我国学者多将齿状线以下 2cm 范围内的部位定为贲门。目前贲门癌的名称多被食管胃交界部癌所取代。发生于贲门部的恶性肿瘤为贲门癌。因贲门部为腺上皮,故贲门癌多为腺癌。贲门癌向上可累及食管下段,向下可累及胃底和胃体。由于贲门所处的特殊位置,发现时多属晚期。此外,贲门癌易较早发生转移,手术切除后存活率较低,也就是说预后较差。

▮▶ 何为食管癌的5年生存率?

因食管癌治疗后容易复发和转移,故临床上一般不用治愈率而用几年生存率来表示治疗效果。5年生存率是指经过各种综合治疗后患者生存5年以上的比例。也有用3年生存率和10年生存率来表示治疗效果的。食管癌根治性手术后,其复发和转移多发生在3~5年。如果肿瘤根治术后5年内未复发,再复发的概率就会降低,因此用5年生存率表示癌症的治疗效果具有一定的科学性,也是常用的表述方法。癌症患者经过治疗后生存时间超过5年且无任何复发和转移征象,则被认为是治愈了,但这并不意味着从此平安无事,仍应保持高度警惕,定期复查,以期能及时发现问题。

▮▶ 对食管进行分段有何临床意义?

临床上人为地将食管进行分段,有助于明确肿瘤的部位。食管分段最主要的临床意义在于可据此选择适合的治疗方案,如肿瘤位于食管的胸中段或下段,多倾向于手术治疗;如果肿瘤位于颈段食管,则多倾向于放疗。目前临床上普遍应用的食管分段方法有:颈段(上自下咽,下达胸廓入口,即胸骨上切迹水平)、胸上段(上起胸廓入口,下至奇静脉弓下缘,即肺门水平之上)、胸中段(上起奇静脉弓下缘,下至下肺静脉下缘,即肺门水平之间)、胸下段(上起下肺静脉下缘,下至食管胃交界部)。

▮▶ 何为 Barrett 食管?

Barrett 食管(BE)是指食管下段正常的鳞状上皮被化生的柱状上皮取代而形成的一种病理状态。BE 在西方国家常见,在长期胃食管反流病(GRED)患者中占10%,是食管腺癌的主要危险因素。BE 在亚洲发病率较低,但有增长趋势,其中印度发病率最高。食管黏膜鳞状上皮经反流的胃内容物反复刺激可发生化生和异型增生,继而发展为食管腺癌。

第二章

病因篇

目前,食管癌的病因学仍不十分清楚,但通过几十年不断地研究已经明确一些因素与食管癌的发生密切相关。

食管癌的发生与不良生活习惯、自然环境等因素有关。长期吸烟、酗酒、吞食烫食等,可反复刺激和损伤食管黏膜,从而导致癌变。亚硝胺和真菌毒素的摄入、维生素和微量元素不足也是其致病因素。胃食管反流病、食管炎等慢性疾病也与食管癌的发生密切相关。因此,改变不良生活习惯,积极治疗相关疾病,对降低食管癌的发病率十分重要。

■▶ 食管癌的发生与哪些因素有关?

目前引发食管癌的确切因素还不十分清楚,一般认为是多种因素共同作用的结果。流行病学调查研究发现,食管黏膜损伤与食管癌的发生密切相关。长期进食过热或粗糙的食物、饮浓茶、多食酸辣等刺激性食物,可引起食管黏膜损伤,导致食管黏膜产生增生性病变,进而引发食管癌;大量吸烟、饮烈性酒、吃霉变或含有亚硝胺化合物的食物,以及微量元素和营养素缺乏,也可引发食管癌;此外,遗传因素、不良情绪和心理因素等也与食管癌的发生有关。

■▶ 哪些不良生活习惯与食管癌的发生有关?

日常生活习惯与疾病的发生有着极为密切的关系,良好的生活习惯可使人身体健康,远离疾病,而不良的生活习惯则易使人发生疾病。常见的与食管癌的发生密切相关的不良生活习惯主要包括大量饮酒(尤其是烈性酒)、大量吸烟、喜食刺激性食物、进食过热或过快、维生素及微量元素等营养素缺乏。

■▶ 经常吃过热的食物与食管癌的发生有关吗?

虽然食管黏膜为鳞状上皮,具有一定的抗摩擦作用,但食管的鳞状上皮与皮肤的鳞状上皮不同,没有角化,薄且软。过热的食物通过食管时会对黏膜上皮产生刺激,甚至造成损伤。食管黏膜受损后,自身会增生和修复。在反复刺激和反复修复的过程中,食管黏膜上皮细胞中部分细胞可能会发生"变异",这些变异细胞进一步变化就会变成癌细胞,从而形成食管癌。

▮▮▶ 食管癌的发生是否与过量饮酒有关?

目前研究证实,食管癌的发生与过量饮酒,尤其是饮烈性酒有关。主要有以下几方面原因。

（1）酒精(乙醇)能破坏食管黏膜的保护层,直接损伤食管黏膜细胞,使致癌物更容易接触和损害食管黏膜。

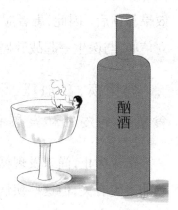

（2）酗酒可引起消化功能紊乱、胃酸反流,引发反流性食管炎,进一步加重食管黏膜损害。酗酒还可以造成中枢神经功能紊乱,机体免疫力下降,更容易受致癌物侵害。

（3）酗酒可使消化功能降低,影响正常进食,造成机体营养不良。

▮▮▶ 食管癌的发生与吸烟有关吗?

香烟中的烟雾和焦油含有多种致癌物质,可诱发多种癌症。吸烟诱发食管癌可能是由于这些致癌物质随唾液或食物下咽到食管或被吸收后作用于食管黏膜,从而引起癌变。研究证实,吸烟有百害而无一利,所以应该远离烟草,尽早戒烟。

▮▮▶ 免疫功能低下者易患食管癌吗?

人体的免疫系统主要有免疫防御、免疫稳定和免疫监视三大功能。当人体的免疫功能低下时,容易患各种疾病,当然也包括食管癌。正常情况下,人体内产生异常细胞(包括癌细胞)时,免疫系统立即进行监视并清除这些异常细胞。当免疫功能低下时,这种"清道夫"功能受到抑制,癌细胞大量繁殖会导致癌症的发生。

▶ 心理因素与食管癌的发生有关吗?

食管癌的发生是多种因素作用的结果,心理因素可能在食管癌的发生、发展、治疗和预后过程中起着十分重要的作用。精神长期抑郁、悲伤等,可能导致免疫功能低下和代谢紊乱,从而诱发癌症,并影响治疗效果和预后。因此,患者应保持乐观向上的精神状态,积极面对疾病,树立信心,与医生一起战胜癌症,重获健康。

▶ 糖尿病、高血压、冠心病、慢性支气管炎等疾病是否与食管癌的发生和发展有关?

迄今为止,尚未发现糖尿病、高血压、冠心病、慢性支气管炎与食管癌的发生有关,但这些疾病会影响食管癌的治疗,尤其是对手术治疗的影响较大。糖尿病患者如果血糖控制不好,不仅会影响手术伤口的愈合,有时还会引起严重后果,因此手术前应严格治疗糖尿病,将血糖控制在适当范围内。同样,高血压、冠心病、慢性支气管炎对手术的成败也起着至关重要的作用,手术前必须进行治疗。

▶ 食管癌好发于哪个年龄段?

食管癌的发病存在着年龄差异。总的来说,食管癌多发生于年龄较大的人群,35 岁以前很少发病。随着年龄的增长,发病率也随之增加。我国 80%的食管癌患者都是在 50 岁以后发病的,高发年龄为 60~69 岁。近年来,食管癌的发病年龄有年轻化趋势,临床上低龄患者并不少见且越来越多,这一点应该引起高度关注。

▮▶ 食管癌的发生与性别有关吗?

食管癌的发生在性别上存在着差异,男性多于女性。我国男女发病比例为2:1。一般是高发区男女比例差别小,低发区男女比例差别大。极少数地区女性多于男性。

▮▶ 哪些人易患食管癌?

食管癌的发病是一个非常复杂的问题,究竟什么样的人更容易患食管癌,目前还没有明确的答案。研究认为,生活在食管癌高发区、年龄在45岁以上、有食管癌癌前病变或有食管癌家族史者、长期接触致癌物的人群、有不良饮食习惯、嗜烟酗酒、个性特质易感人群,以及接受过食管癌手术者更容易患食管癌。这些高危人群应高度警惕,一旦发现有可疑食管癌症状,应及时就诊,不可疏忽大意。

▮▶ 哪些化学物质可能诱发食管癌?

研究证明,可诱发癌症的化学物质(包括天然和人工合成)达几千种,这些物质的致癌作用遵循由量变到质变的原则。化学致癌物质长期反复作用于机体,当积累到一定的量后才能发生质的变化,从而诱发癌症。常见的可诱发食管癌的化学物质主要有以下几种。

(1)多环性碳氢化合物:如烟草和熏烤食品中所含的3,4-苯并芘,它具有很强的致癌性。

(2)亚硝胺类化合物:这类物质具有极强的致癌性,人类摄入的主要是亚硝胺的前体,即亚硝酸盐和硝酸盐。摄入这种前体物质后,会在胃内合成致癌物质亚硝胺。这类物质主要存在于被污染的水和腌制品中。

(3)真菌毒素:研究已经确认有些真菌,如霉变食物中存在的黄曲霉、白地霉、镰刀霉、圆弧青霉等所产生的毒素可直接作用于人体细胞,使之突变致癌。

▮▶ 哪些物理因素可引发食管癌？

长期喜食热食、热饮、快食及食物过于干硬、粗糙且未能细嚼慢咽等，可烫伤或刺激食管黏膜上皮，引起弥漫性炎症或坏死，继而发生上皮不典型增生，久之发生癌变。

▮▶ 哪些生物因素可引发食管癌？

生物性致癌因素的种类很多，能引发食管癌的生物因素主要包括病毒、细菌、寄生虫、真菌等，其中真菌与食管癌的发生密切相关。真菌产生的毒素有很强的致癌或促癌作用，尤以黄曲霉产生的毒素致癌作用最强，而白地霉产生的毒素促癌作用最强。

▮▶ 食管癌的发生是否与不良情绪有关？

情绪是机体活动的外在表现。统计显示，90%以上癌症的发生与精神状况、情绪有直接或间接的关系。精神创伤、不良情绪可能成为患癌症的先兆。现代生活中，长期工作和学习紧张、工作和家庭的关系不协调、生活中的重大不幸是致癌的三个重要因素。

精神抑郁、焦虑等消极情绪作用于中枢神经系统，引起自主神经功能和内分泌功能失调，使机体的免疫功能受到抑制。由于机体间的平衡被打破，使细胞失去了正常的状态和功能，不断变异产生了癌细胞。此外，负面情绪还会影响体内抗体的产生，阻碍淋巴细胞对癌细胞的识别和消灭，使癌细胞突破了免疫系统的防御，过度增殖，无限生长，从而形成癌症。

▮▶ 食管癌的发生与哪些膳食因素有关？

在我国，与膳食因素有关的癌症约占50%，其中食管癌的发生与膳食的关系尤为密切。归纳起来主要有以下几个方面。

（1）吸烟和大量饮酒是食管癌的诱发因素，既吸烟又饮酒的人发生食管癌的概率更大。

（2）食物中微量元素钼含量低的地区，食管癌高发。

（3）膳食中新鲜的绿叶蔬菜和水果摄入不足，导致维生素 A、维生素 C 缺乏，食管癌的发病率增加。

（4）以小麦、玉米为主食，锌、镁和烟酸摄入较少的地区，易发生食管癌。

（5）常吃腌咸菜和发霉的食品，摄入较多的亚硝胺类致癌物，易诱发食管癌。

（6）有喝热稀饭，饮热茶、热咖啡习惯的人易发生食管癌。

健康饮食习惯是防癌关键

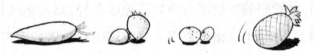

哪些食管疾病与食管癌的发生有关？

食管癌的发生和发展是一个渐进的过程，有些食管疾病是其启动因素或起到了促进作用。临床上很多疾病与食管癌的发生和发展有关，其中常见的疾病包括食管炎症、食管溃疡、食管黏膜白斑、食管上皮增生和食管狭窄等。对这些疾病必须足够重视，并给予积极治疗。

哪些高危人群易患食管癌？

食管癌的高危人群是指在这些人群中食管癌的发病率较其他人高，提示在临床上应该给予足够重视，并进行严密监控。食管癌的高危人群主要包括以下几类。

（1）高危年龄组，45~69 岁的中老年人发病率最高。

(2)有家族史的遗传易感人群。

(3)长期接触致癌物,如亚硝胺和真菌毒素等的人群。

(4)患有食管癌癌前病变,如食管炎症、食管上皮增生、食管溃疡、食管黏膜白斑、食管瘢痕狭窄等的人群。

(5)喜食过热、过于粗硬的食物或进食过快,易损伤食管黏膜上皮的人群。

(6)嗜烟酗酒者。

(7)有食管癌手术史的患者。

(8)个性特质易感人群,精神长期处于抑郁、悲伤、自我克制及内向的人群。

▶ 食管癌的发生与人群生活的地区有关吗?

在我国,食管癌的发病率有明显的地区差异,高发地区和低发地区的发病率相差几倍、十几倍或更多。就我国的行政区域而言,河南省的食管癌发病率最高,其次为河北、山西、江苏、福建、陕西、安徽、湖南、新疆等部分地区。食管癌高发区主要位于华北太行山地区,包括河南林州市、河北磁县、山西阳城县等十几个县市。

▶ 食管癌总的发病情况如何?

据世界卫生组织(WHO)报告,全世界每年约有 30 万人死于食管癌,其中半数发生在我国(约 15 万)。在食管癌高发区,男性发病率约为 31.66/100 000,女性发病率约为 15.93/100 000;死亡率占各部位癌症死亡率的第 2 位,仅次于肺癌。在普通人群中,男性发病率约为 13.23/100 000,女性发病率约为 5.96/100 000;死亡率占男性恶性肿瘤的第 4 位,占女性恶性肿瘤的第 5 位。

▐▶ 补充维生素和矿物质能预防食管癌吗？

关于维生素和矿物质对食管癌发病的影响已进行了很长时间的研究。多数研究结果显示，补充维生素并不能降低食管癌的发病率。但是，矿物质中的锌和硒可以不同程度地抑制食管癌的发生和发展，补充硒对患有食管上皮异常增生的患者有一定的益处。

▐▶ 预防食管癌应该做些什么？

食管癌的预防极为重要，也可以说食管癌在很大程度上是可以预防的。那么，究竟应该如何预防食管癌的发生？首先，应改掉不良生活习惯，吃饭要细嚼慢咽，不吃过硬、过粗、过热、变质、发霉的食物，尽量减少机械性和化学物质对食管的刺激。其次，要注重均衡膳食营养，尽量不吃腌制的食物，改掉吸烟、饮酒的习惯，注意适当锻炼身体，保持乐观情绪和足够的睡眠。对于慢性食管炎、食管黏膜白斑和食管息肉等有潜在危险的癌前病变，应及时治疗。

▐▶ 何为反流性食管炎？

反流性食管炎是指由胃、十二指肠内容物反流入食管引起的食管炎性改变。中老年、肥胖、吸烟、饮酒及精神压力大的人群是反流性食管炎的高发人群。

▐▶ 反流性食管炎会变成食管癌吗？

反流性食管炎极少发生癌变，但严重时可引起食管下段梗阻，常被误诊为食管癌，内镜检查可做出诊断。需要注意的是，如果胃内容物反复刺激食管下段黏膜而引发 Barrett 食管，就变成了癌前病变。此时如不加干预，可能会进一步发展为食管癌。

▐▶ 哪些人群需要定期复查胃镜？

　　根据临床及病理学特征，可以确定一部分易患食管癌的高危人群，对这些人定期复查胃镜能够起到早期发现、早期诊断和早期治疗的作用。这些人群包括：①直系亲属中有食管癌患者；②来自食管癌高发区者；③以往患有头颈部肿瘤者；④食管癌术后者；⑤有不良生活习惯，如大量吸烟、长期大量饮酒者；⑥既往胃镜检查发现食管有轻度或中度不典型增生者。

第三章

症状篇

食管癌的早期症状十分隐匿,部分患者甚至没有症状。70%~80%的患者就诊时已经属于中晚期,失去了根治的机会。食管癌的早期症状常呈间歇性出现,药物治疗后可减轻甚至消失,易被忽视而延误了病情。虽然进行性吞咽困难是食管癌的典型症状,但并不能完全反映病变的真实病期。临床上部分患者以转移症状为首发表现。因此,人们对可能与食管癌有关的症状和体征应高度重视。及时就诊,及时治疗,只有这样才能获得比较理想的结果。

▐▶ 早期食管癌有哪些症状?

早期食管癌由于病变局限,食管受累面积小,患者常可正常饮食,无明显症状。随着病情的进展,症状逐渐显现出来。临床上早期食管癌主要有以下症状:①咽部干燥和紧缩。咽部有压榨、干燥的感觉,饮水不能缓解。②吞咽时食管内有异物感或感到食物挂在食管壁上不能咽下。③胸骨后有闷胀不适或烧灼疼痛感。④大口进食或进食干硬食物时有轻度哽噎感。上述症状常间歇性出现,药物治疗常能缓解,易被忽视,应给予高度重视。

▐▶ 中晚期食管癌有哪些症状?

患食管癌后,随着疾病的进展,肿瘤逐渐增大,症状也越来越明显,越来越稳定。临床上常见的症状有吞咽困难,吞咽时咽部、胸部或上腹部疼痛,呕吐黏液,胸背部疼痛及消瘦等。此外,还可有上消化道出血和恶病质,以及肿瘤累及、压迫周围组织、器官引起的症状,如声音嘶哑、咳嗽、呼吸困难及胸腔积液等。

▐▶ 食管癌发生转移时有哪些症状?

当肿瘤发生转移时,依其转移的部位和器官不同,临床症状也不同。如果发生淋巴结转移,表现为相应部位的淋巴结肿大,如在颈部和锁骨上区可触及肿大的淋巴结。如果发生血运转移,相应器官可出现转移瘤并随之出现相应的症状和体征。食管癌常见的血运转移部位依次为肺、肝、肾上腺、脑及皮下组织。

▮▮▶ 食管癌会引起疼痛吗?

食管癌发展到一定程度时会引起胸背部疼痛,主要表现为胸骨后、背部持续性隐痛、钝痛、烧灼痛或沉重等,尤以肿瘤表面有溃疡的患者多见。这是肿瘤累及脊柱或即将穿孔破溃的表现。

▮▮▶ 食管癌最典型的症状是什么?

食管癌最典型的症状是进行性吞咽困难。进展期食管癌患者绝大多数(>90%)有该症状。其特点是在短时间(数月)内出现持续性、进行性加重。首先咽下干食物困难,接下来进食半流质食物困难,最后连进食流质食物和水都困难,常伴有进食时呕吐。

▮▮▶ 食管癌有哪些体征?

早期和部分中晚期食管癌常没有明显的体征,随着肿瘤的发展或发生转移,可出现相应的体征。例如,发生颈部淋巴结转移时,颈部常有肿大的淋巴结;发生腹腔脏器(如肝脏)转移时,可有肝大和(或)腹水;发生胸膜转移时,可有胸腔积液;发生脑转移时,可有肢体活动受限等。

第四章

诊断篇

近年来,新的食管癌诊断技术和方法不断涌现,并取得了很好的效果。绝大多数食管癌都可以被诊断。高危人群一旦出现可疑食管癌表现应及时就诊,医生可根据具体症状和体征进行影像学、内镜检查并获取组织行病理学检查,并据此制订出适宜的治疗方案。

▋▶ 什么是食管癌的病理学诊断?

食管癌的病理学诊断是通过各种方法获取肿瘤组织以明确诊断,并明确其组织学或细胞学类型,同时确定肿瘤的部位、与邻近器官的关系和肿瘤的分期。这对食管癌的治疗是必不可少的,对评估预后具有十分重要的意义。

▋▶ 如何获取食管癌的病理学诊断?

病理学诊断对于确诊食管癌是必需的。如何获取食管癌细胞和组织是十分重要的工作。目前临床上常用的方法有以下几种。

(1)食管脱落细胞学检查,即用拉网法采集食管的脱落细胞进行细胞学检查,该方法简便易行,痛苦小,阳性率高,假阳性率低,曾是食管癌确诊的重要方法。

(2)纤维食管镜检查:纤维食管镜可弯曲,照明好,视野广,安全准确,是确诊食管癌的最主要方法,早期食管癌的确诊率达85%以上,中晚期食管癌的确诊率可达100%。

(3)食管超声内镜检查:该方法具有内镜和超声的双重功能,除了可以清楚地区分食管的各层结构和观察食管周围、纵隔和淋巴结转移及精确测定病变的浸润深度、周围肿大淋巴结外,还可以引导穿刺抽取相应组织做病理学诊断。这对食管癌的诊断、分期和治疗方案的制订具有十分重要的意义。

(4)当身体的某些部位,如锁骨上区有肿大淋巴结并怀疑为转移时,可以进行穿刺或切除活检,获取组织进行病理学检查。

▮▮▶ 食管癌的病理学诊断有何临床意义？

食管癌的病理学诊断十分重要，是不可或缺的，其临床意义主要体现在以下几个方面。

（1）只有具备明确的病理学诊断才能确诊为食管癌。

（2）食管癌有多种细胞类型，如鳞状细胞癌、腺癌、小细胞癌和癌肉瘤等，不同的细胞类型所采用的治疗方法和治疗效果也不同。因此，治疗前必须明确其病理类型，并据此选择最适宜的治疗方法，以便获得最佳治疗效果。

（3）依据治疗前后病理学的改变，可以评估治疗效果和判断预后。

▮▮▶ 何为早期食管癌？

评判食管癌是否为早期有严格的标准，不能只凭症状的轻重和简单的影像学检查就草率地下结论。正常食管壁有四层：黏膜层、黏膜下层、固有肌层和外膜。当食管癌细胞仅局限于食管壁黏膜层及黏膜下层且没有淋巴结转移时，可诊断为早期食管癌。

▮▮▶ 何为中晚期食管癌？

当肿瘤细胞累及食管壁黏膜下层并到达固有肌层，或癌细胞尚未累及固有肌层，但发生了周围淋巴结转移时，便已发展成中晚期食管癌。不幸的是，临床上大多数食管癌患者就诊时已经属于中晚期。

▮▮▶ 如何发现早期食管癌？

早期食管癌的诊断不能仅靠肉眼观察，必须通过其他辅助检查来确诊。临床上常用的诊断方法主要有以下两种。

（1）内镜检查：这是发现早期食管癌的有效方法，内镜下染色技术（碘染色技术和甲苯胺蓝染色等）能够更有效地发现早期食管癌及癌前病变。有经验的医生可根据病变染色深浅、病变范围大小、病变边缘是否清楚及病变部位的质感来判断食管病变是炎症、癌前病变、早期癌，还是中晚期癌。

（2）超声内镜检查：该检查不仅能比较客观地判断肿瘤的浸润深度，探知有无周围淋巴结转移，还能较好地判断肿瘤有无外侵、外侵的深度及与周围器官的关系。这是一种无创性检查方法。

▰▶ 如何诊断中晚期食管癌？

当医生怀疑就诊者患有食管癌时，除了详细询问相关病史外，还需要进行相应的辅助检查，以便能及时准确地做出诊断。目前常用的检查方法包括：①食管钡餐造影，可明确食管有无病变及病变的位置、形态和大小；②食管镜检查，可尽早获得病理学确诊依据；③胸部 CT 检查，有助于判断食管癌累及邻近脏器的情况、有无纵隔淋巴结转移、有无双肺转移。这对肿瘤的分期、判断肿瘤能否切除、制订合理的治疗方案极为重要。

▰▶ 食管癌需要与哪些食管疾病相鉴别？

虽然食管癌常有进行性吞咽困难这一典型症状，但临床上有很多疾病能引起吞咽不畅或困难，并非有该症状就一定是患了食管癌。因此，在临床工作中食管癌需要与其他有关疾病相鉴别，归纳起来主要有以下几种。

（1）食管本身的疾病，如贲门失弛缓症、反流性食管炎、食管平滑肌瘤、食管憩室及食管异物等。

（2）某些内科疾病，如重症肌无力、硬皮病等。

（3）食管外压性病变，如异常迷走的血管、纵隔炎性肿大淋巴结、骨关节退行性变等。

▰▶ 食管癌分期中的 TNM 代表什么意思？

为了准确评估食管癌的严重程度、选择适宜的治疗方法、判断患者的治疗效果和预后,需要进行肿瘤的临床分期。临床上最常用的是国际抗癌联盟(UICC)制定的分期方法。该方法将 TNM 作为恶性肿瘤分期的主要指标。T 即原发肿瘤,N 即肿瘤引流区域的转移淋巴结,M 即远处血运转移。将 TNM 三项指标综合起来分析,最终判断肿瘤的期别。随着研究的不断深入和发展,TNM 分期也在不断地改进和完善。

▶ 怀疑食管癌时应该进行哪些检查?

当患者有症状且被怀疑为食管癌时,应及时就诊并做相应的检查,以明确诊断。现在临床上常用的检查主要有以下几种。

(1)食管钡餐造影:可以了解有无癌症,明确病变的位置、大小及是否转移等情况,这种方法简便,无痛苦,除了极早期癌之外,大多数能确诊。

(2)纤维食管镜检查:这种方法既可直接观察食管病变,又能获取肿瘤组织做病理学检查。对于中晚期食管癌,纤维食管镜检查的确诊率接近 100%;对于早期癌,85% 以上的患者可确诊。

(3)胸部 CT 扫描:可以清楚地显示肿瘤与周围器官的关系,确定肿瘤的外侵情况,有助于医生制订适宜的治疗方案。

(4)食管超声内镜检查:该方法可以清楚地显示肿瘤的侵犯程度,明确肿瘤与周围组织器官的关系,观察食管周围、纵隔内淋巴结转移情况,有助于判断病情和确定治疗方案。

(5)B 超检查:可以了解肿瘤有无其他部位和(或)器官转移,为制订治疗方案提供依据。

(6)PET-CT 检查:PET 为正电子发射计算机断层扫描,是利用正电子核素标记葡萄糖等人体代谢物作为显影剂,通过病灶对显影剂的摄取来反映其代谢变化,从而提供疾病的生物代谢信息。在检查时通过快速的全身扫描,可同时获得 CT 解剖图像和 PET 功能代谢图像,两者优势互补,有助于医生在了解生物代谢信息的同时获得精确的解剖定位,从而对疾病做出全面、正确的判断。

▎▶ 怀疑食管癌时为何需要进行钡餐造影检查？

上消化道钡餐造影是诊断上消化道疾病的重要方法。食管钡餐造影可以发现食管癌的典型性改变——食管黏膜的中断和破坏，这也是早期食管癌的典型表现。此外，食管癌还有食管壁充盈缺损、龛影、软组织肿块和食管腔狭窄等表现。该检查还可以了解病变的部位、与周围器官的关系及胃的情况，并据此制订适宜的手术方案。该方法诊断典型的食管癌价值较大，而诊断早期食管癌时则有一定的局限性，因此应与其他方法相结合，以提高诊断的准确性。

▎▶ 诊断食管癌必须进行纤维胃镜检查吗？

纤维胃镜检查对于食管癌的诊断具有十分重要的作用，是必不可少的检查方法。它不仅可以直接观察食管的病变，还可以获取肿瘤活组织进行病理学检查。与上消化道钡餐造影相比，胃镜检查能更好地显示食管的细小病灶。当患者有可疑食管癌症状且钡餐造影未能确诊时，应及时进行胃镜检查以明确诊断。

▎▶ 超声内镜检查有何意义？

食管超声内镜是一种更为先进的集超声与内镜检查为一体的检查设备。超声内镜检查不仅能直接观察食管腔内的形态，还能通过实时超声扫描清楚地显示肿瘤的侵犯程度、癌周是否有肿大淋巴结，以及食管周围、纵隔内淋巴结转移情况。这对判断病情和确定治疗方案极为重要。

▎▶ 部分食管癌患者为何需要进行支气管镜检查？

纤维支气管镜主要用于检查气管、支气管病变，颈段和胸中上段食管癌有时也需要行支气管镜检查。在解剖学上，颈段和胸中上段食管位于气管及左主支气管的后方，颈段和胸中上段食管癌向前可以累及气管和(或)左主支气管。支气管镜检查的目的在于了解患者的气管、支气管是否被肿瘤侵犯及侵犯程度，以便制订手术或其他治疗方案。一般情况下，气管未受挤压且黏膜正常，绝大多数肿瘤可以被切除；如果气管受到明显挤压，但黏膜正常，50%的患者肿瘤可以被切除；当气管受到明显挤压且黏膜红肿，说明食管肿瘤已侵犯气管，这时食管肿瘤多已不能被切除，应放弃手术治疗。

▣▶ 食管癌患者为何需要进行胸部 CT 检查？

胸部 CT 检查已广泛用于各种肿瘤的诊断，对于直径 >1cm 的肿瘤具有重要的诊断价值。尽管 CT 具有无创、快速等优点，但因为食管是空腔器官，病变早期多只累及食管壁的黏膜层和黏膜下层，不易被 CT 发现，故多不作为食管癌的首选诊断方法。但是对于中晚期食管癌，CT 不仅可以显示病灶及其与周围组织和器官的关系，确定病变浸润的深度，还能观察肿大的淋巴结并发现远处脏器的转移，对肿瘤的分期、判断肿瘤能否被切除及制订适合的治疗方案极为重要。

▣▶ 食管癌患者是否需要进行 MRI 检查？

食管位于后纵隔内，由于受胸部呼吸运动、心脏大血管搏动的影响，以及受食管与含气肺组织界面磁敏感伪影的影响，MRI 对食管的显示不如食管造影和内镜检查更为直观和清晰。因此，MRI 不是诊断食管癌的首选方法。CT 可以作为判断中晚期食管癌浸润范围和转移情况的辅助性手段，以弥补食管镜和钡餐造影的不足，对确定食管癌的分期和制订适宜的治疗方案有重要意义。

▣▶ 食管癌患者为何需要进行颈部 B 超检查？

食管癌极易发生淋巴结转移，胸中上段食管癌更易发生颈部，尤其是左颈淋巴结转移，因此治疗前应明确有无颈部淋巴结转移。对食管癌患者颈部淋巴结进行检查，主要目的是了解是否存在颈部淋巴结转移，以便制订最适合的治疗方案。

▮▶ 食管癌患者为何需要进行腹部 B 超检查？

食管癌属于空腔器官肿瘤，不适合直接进行 B 超检查。B 超主要用于检查肝、胆、脾、胰、肾等腹腔内脏器和双锁骨上区，以判断这些部位有无转移，并帮助进行临床分期和制订治疗方案。

▮▶ 哪些食管癌患者需要进行 PET-CT 检查？

如果经济条件允许，食管癌患者应考虑进行 PET-CT 检查。PET-CT 检查既能确定有无肿瘤，也能够明确是否存在转移和转移的位置，还能评估治疗效果和判断预后。

▮▶ 肿瘤标志物检测有何意义？

肿瘤标志物通常是指细胞癌变过程中所产生的正常细胞缺乏的或含量极微的特异性和相对特异性的物质，这种物质存在于肿瘤细胞表面、血液或体液中。食管癌的肿瘤血清标志物包括血清癌胚抗原、鳞状细胞癌相关抗原、组织多肽抗原、细胞角蛋白 19 片段等。肿瘤标志物多用于食管癌的辅助诊断和疗效评估，但不能用来确诊。

▮▶ 哪些食管癌患者需要进行 ECT 检查？

ECT 是一种利用放射性核素的检查方法，其显像方式十分灵活，可以进行平面显像和断层显像、静态显像和动态显像、颈部显像和全身显像。此外，它还能提供多种功能参数，主要用于甲状腺癌、骨骼等部位肿瘤的检查，尤其常用于骨转移性肿瘤的检测。临床上怀疑食管癌患者有骨转移时，应进行 ECT 检查。

第五章 ◀◖

治疗篇

　　食管癌的治疗应以外科切除为主，辅以放疗、化疗、生物治疗、免疫治疗及靶向治疗和中医药治疗等综合治疗方法，强调个体化和规范化。手术应切除原发肿瘤和转移的淋巴结，力争达到根治的目的。放疗是除手术以外的主要选择，副作用相对较轻，但易复发。对于已经发生广泛转移的患者，首先应予以化疗，随着新药的出现和治疗方法的改进，疗效也在逐渐提高。微创外科技术已被广泛应用，也取得了较好的效果。

▶ 食管癌有哪些治疗方法？

　　食管癌原则上应采用以外科手术切除为主的综合治疗方法，根据患者的年龄、病史、病变部位、病理类型、肿瘤侵犯程度和有无远处转移等进行规范化、个体化治疗。食管癌常用的治疗方法归纳起来有以下几种。

　　(1)手术治疗：是最主要的治疗方法，一般认为在患者身体条件允许和肿瘤能够切除的情况下，应尽可能施行手术切除，术后再给予其他辅助性治疗。如果手术有难度，也可先行新辅助治疗，然后再行手术切除。

　　(2)如果患者身体状况不允许手术切除，如身体虚弱、体质下降、有其他疾病不能耐受手术、肿瘤本身已不能切除或患者拒绝手术，可采用放射治疗。

　　(3)既不能手术又不能放疗的患者，可采用化疗。

　　(4)还可根据具体情况应用生物治疗、靶向治疗及中药治疗等辅助

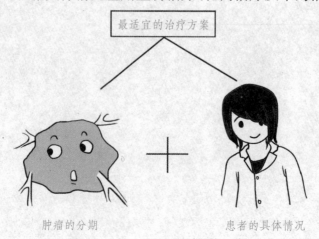

最适宜的治疗方案

肿瘤的分期　　　　　　患者的具体情况

治疗方法。

▮▶ 如何制订食管癌最适宜的治疗方案？

食管癌确诊后，制订治疗方案时应根据肿瘤的分期和患者的具体情况综合考虑，选择最适合的治疗方案。一般情况下，即使肿瘤属于中晚期，但如果没有发生远处转移、患者的心肺功能能耐受手术、没有禁忌手术的并发症，均应进行手术治疗。当患者已有远处转移，并且年龄较大、严重的并发症经积极调整后仍不能耐受手术时，应进行保守治疗，根据具体情况选择放疗、化疗、中医药治疗、免疫治疗、基因治疗和（或）靶向治疗等。

▮▶ 食管癌外科治疗的现状如何？

食管癌的外科治疗已向个体化发展。仅累及食管黏膜层的早期癌症患者多采用内镜下黏膜切除术；早中期患者采用胸腹腔镜微创手术，以减轻创伤；中晚期患者则采用开胸手术切除肿瘤，清扫胸腹腔淋巴引流区域的淋巴结。对于有明显外侵或有较多淋巴结转移的患者，术前行新辅助治疗（放疗、化疗或放化疗），之后行手术切除。术后应依据手术切除情况进行放疗、化疗或放化疗。总体来看，食管癌手术治疗后的5年生存率为30%~40%。

▮▶ 食管癌手术前需要进行哪些方面的评估？

食管癌手术往往涉及颈、胸、腹三个部位，手术复杂，创伤大，身体条件要求高，所以术前需要进行全面评估。术前评估包括两个方面，即患者身体状况和肿瘤可切除性，也就是患者能否耐受手术及肿瘤能否切除。具体来说，全面、准确评估患者各个器官的功能状况，包括心、肺、肝、肾等，判断患者能否耐受手术；评估手术对患者正常生理功能及术后生活的影响；评估麻醉及手术的复杂程度，以及手术可能引起的风险及不良后果。全面评估肿瘤的侵犯程度和可切除性、手术过程中可能遇到的各种意外情况及手术切除的利与弊，争取以最小的代价获得最佳的治疗效果。

▶ 何为加速康复外科？

加速康复外科又称为快速康复治疗技术，是通过一系列的措施来减少患者的应激因素，加速手术后患者的康复。具体内容包括：手术前向患者详细介绍住院环境、疾病及治疗过程、出院后的注意事项等，消除患者对住院及住院环境的陌生和恐惧感；采用微创技术或创伤最小的手术方式减少手术创伤；术中严格的保温措施；适量补液；尽量不输血以避免免疫功能抑制；避免滥用胃肠减压、导尿管和机械性肠道准备；术后尽早拔出气管插管；采用硬膜外止痛；尽早进食，恢复肠内营养和离床活动；适当应用止吐剂、抗生素和采用对症治疗措施。

▶ 哪些患者适合行开胸手术？

开胸手术操作复杂，创伤大，风险高，对患者的要求高，并不是所有患者都适合这种手术。术前必须进行严格的筛选，争取做到既彻底切除肿瘤，又确保患者的生命安全。临床上适合经胸手术切除的患者包括：

（1）肿瘤未累及胸主动脉、气管或脊柱椎体。

（2）放疗效果不佳或放疗后复发者，估计局部肿瘤可切除干净且无远处转移。

（3）虽然高龄(少数，大于 80 岁)，但身体条件尚可且无伴发疾病。

（4）心、肺、肝、脑、肾等器官无明显功能减退，无其他严重伴发病，身体状况可耐受开胸手术。

▶ 食管癌的手术治疗原则是什么？

食管癌手术过程中，其切除范围除了包括食管本身外，还需要切除食管周围的软组织、淋巴组织及区域内可能发生转移的淋巴结。具体来说，应将癌变的食管连同其周围的脂肪结缔组织和淋巴组织等整块切除，切除食管的长度至少应距肿瘤上下缘 5cm 以上。当食管癌已经累及肺、心包及气管-支气管树时，预后较差。此时多数患者已经无须切除这些受累的脏器和过多的食管，一般切除肿瘤上下缘 2~3cm 即可。

▌▶ 哪些食管癌患者不适合手术？

一般情况下，有下列情况的食管癌患者不适合施行手术治疗。

（1）肿瘤外侵至胸主动脉、气管或脊柱椎体。

（2）出现广泛的淋巴结或远处器官转移。

（3）身体一般情况和营养状况较差，甚至出现恶病质。

（4）合并严重的心肺功能不全，半年内发生过心肌梗死、有明显的肝肾功能不全。

（5）有严重的伴发病且没有得到有效控制（如糖尿病血糖控制不达标）。

▌▶ 可手术的食管癌患者为何一经确诊就要尽快手术治疗？

目前手术是公认的治疗食管癌最有效的方法，但不幸的是，2/3 的患者在确诊为食管癌时肿瘤已经发生转移，病期属于晚期，失去了手术切除的机会。因此，强调食管癌一经确诊就要尽早手术，这样可具有以下几个方面的益处。

（1）手术切除率高，根治性切除可能性大，效果好。

（2）发病至手术时间短，对机体的营养状况影响较小，手术风险相对较低。

（3）早期施术可以减少肿瘤对患者进食的影响，使患者具备一种相对较好的营养状态，以及较充沛的体力，从而增加战胜疾病的信心。

▮▮▶ 哪些因素可影响食管癌手术治疗的效果？

食管癌手术的成功与否受诸多因素影响，除了肿瘤本身、患者身体状况之外，还与仪器设备、外科技术和护理水平等有关。具体来说，主要包括以下几种因素。

（1）患者身体的一般情况，如营养状况和心、肺、肝、肾等器官的功能状态。

（2）肿瘤的临床和病理分期：分期越早，彻底切除的可能性就越大。

（3）病变的部位：胸下段癌的切除率高于胸中上段癌。

（4）病变类型：蕈伞型和腔内型切除率最高，髓质型和溃疡型次之，缩窄型切除率最低。

（5）施术者的技术水平和术后护理水平。

▮▮▶ 就切除的彻底性来看，食管癌手术可分为几种类型？

食管癌手术除了要求切除全部的肿瘤之外，还需要切除全部的区域内淋巴结。但是，在实际手术过程中由于受诸多因素的影响，有时难以做到彻底切除。就彻底性而言，食管癌手术可分为三种类型。

（1）根治性切除：也称为完全性切除，是指切除原发肿瘤及其引流淋巴结，从而使食管癌被彻底切除，术后有可能痊愈或长期生存。

（2）姑息性切除：也称为不完全性切除，大部分肿瘤和转移的淋巴结被切除，但仍有小部分残留，术后易复发。

（3）减症手术：肿瘤已不能切除，为了能进食而施行了食管–胃（或空肠）旁路术、食管腔内支架置入术、食管–胃（空肠）造瘘术等。

▮▮▶ 食管癌有哪些常用的手术方式？

食管外科的手术方式繁多，究竟哪种方法最好尚无定论。临床上一般根据肿瘤情况和患者的身体状况选择手术方式。常用的手术方式主要有三种。

（1）内镜下黏膜切除术：主要适用于早期食管癌，尤其是比较局限、身体条件不能耐受微创手术的患者。

（2）开胸手术：经胸腔内切除食管及肿瘤、清扫相关区域的淋巴结，并于胸内重建消化道。这种术式的适应证相对较宽，但损伤较大，术后恢复较慢。

（3）胸腹腔镜下微创切除肿瘤及淋巴结清扫：该方法创伤小，术后恢复快，并发症较少，使得因身体原因不能耐受开胸手术的患者重新获得了根治性手术的机会。

▶ 胸腹腔镜手术有何优点？

胸腹腔镜下食管癌切除术是近年来逐渐应用于食管外科的一种新技术，且越来越受到广大胸外科医生的青睐。胸腹腔镜下食管癌切除术具有许多优点。

（1）术中解剖层次清晰，腔镜可将局部术野放大，清晰显示局部组织结构，更利于外科医生精细操作，从而降低了术中出血和神经损伤的风险。

（2）切口短，创伤小，术后疼痛轻，恢复快。

（3）可保持胸廓的完整性，对肺功能的损伤小，有助于患者术后咳嗽排痰，降低了肺部并发症的发生率。

▶ 哪些食管癌患者适合进行胸腹腔镜手术？

虽然胸腹腔镜手术有许多优点，但并非所有的食管癌患者都适合进行这种手术，也就是说这种技术有一定的适应证。临床上下列食管癌患者适合进行胸腹腔镜手术：

（1）病理学已确诊的食管癌患者。

（2）超声内镜和 CT 检查证实肿瘤无明显外侵、局部淋巴结没有明显肿大及远处转移的食管癌患者。

(3)没有重要器官功能障碍和重大内科疾病的患者。

(4)高龄、体弱或无法耐受开胸手术的相对早期的患者。

▮▶ 哪些食管癌患者不适合进行胸腹腔镜手术?

临床上不适合进行胸腹腔镜手术的患者主要包括:

(1)既往有脓胸病史或胸部手术史的患者。

(2)形体畸形无法平卧或侧卧的患者。

(3)手术前检查发现肿瘤已侵犯食管周围组织或器官的患者。

对于不能进行胸腹腔镜手术的食管癌患者,可先行新辅助治疗,再根据治疗效果决定采用何种手术方式。

▮▶ 胸腹腔镜食管癌切除术的临床效果如何?

胸腹腔镜手术损伤小,出血少,对呼吸功能影响小;术后住院时间短,患者体力、活动能力恢复快,生活质量相对较高。有关该技术对远期生存率的影响,目前观点不一。

▮▶ 什么是达·芬奇机器人手术?

达·芬奇机器人手术又称为达·芬奇外科手术系统,是一种高级机器人平台,通过使用微创的方法实施复杂的外科手术。它主要由三部分组成:外科医生操作平台、床旁机械臂系统和成像系统。简单来说,达·芬奇机器人就是高级的腔镜系统。目前,全国已有多家医院开展了这种机器人手术。

▮▶ 达·芬奇机器人手术有何优点和缺点?

(1)优点:这种方法增加了手术过程中的视野角度,使得手术操作更精确、更灵活,能以不同的角度在靶器官周围操作;术野内操作器械较人手小,能在狭窄的空间内工作,参与手术的医护人员少;创伤小,减轻术后疼痛,术后恢复快,减少了住院时间;伤口愈合好,有良好的伤口美容效果。

(2)缺点:对操作医生的技术要求相对较高,目前应用费用较昂贵,普及率还比较低。

▶ 达·芬奇机器人手术在食管癌外科的应用现状如何？

目前全国已有多家大型医院开展了达·芬奇机器人食管外科手术,也取得了很好的临床效果。但是,由于该方法需要有较高的外科技术且费用较高,限制了其广泛开展。随着相关外科医生操作技术水平的提高和社会保障系统的完善,达·芬奇机器人在食管外科将得到进一步发展和普及。

▶ 哪些患者适合做内翻拔脱术？

内翻拔脱术是指只经颈部和腹部切口(无胸部切口)将食管游离后翻转拔出,然后将胃经食管床上提至颈部行食管－胃吻合,重建消化道。这种手术方法只适用于心肺功能低下不能耐受开胸手术的早期食管癌患者,而不适合中晚期食管癌患者。拔脱术的优点在于对呼吸功能影响小,患者恢复快。缺点是术中可能会发生大出血、气管膜部撕裂等严重并发症,同时也不符合肿瘤切除原则,故不推荐。

▶ 食管癌术后复发还能再次手术吗？

食管癌术后复发能否再次手术,应依具体情况而定。如果复发仅限于食管－胃吻合口附近,残余的胃足够大能满足重建消化道的需要,并且患者身体条件允许,可考虑再次手术。术中应将局部复发的肿瘤组织切除,重新行食管－胃吻合。有研究证明,这种治疗较保守治疗效果好。如果食管癌患者术后除了局部复发外,还有远处转移,则不宜再行手术切除,只能保守治疗。

▐▶ 食管癌手术治疗的优点是什么?

外科治疗食管癌的主要优点是能够完全彻底切除肿瘤组织及可能存在转移的区域淋巴结,尤其是对早期和较早期食管癌患者。即使肿瘤不能完全切除,也能减轻肿瘤负荷,改善进食,增强体质,以利于进行其他治疗。

▐▶ 食管癌手术治疗的缺点是什么?

首先对身体的一般状况及各器官功能要求高,对身体的损伤较大,治疗的风险高;此外,手术可能会产生一些并发症,给患者带来较大的痛苦和经济负担,严重时可能有生命危险。

▐▶ 手术前需要做哪些准备?

食管癌手术切除和消化道重建涉及胸、腹两腔,手术创伤大,对主要器官影响较大,术前必须做好充分的准备,以提高手术的安全性和成功率。食管癌手术前的准备归纳起来有以下几个方面。

(1)医护人员要全面询问病史并进行详细的体格检查,以了解患者食管疾病的现状和有无对手术有影响的其他疾病。

(2)进行相关的实验室检查,包括血、尿及便常规检查,肝肾功能、出(凝)血时间、血型及血清蛋白检测。

(3)仔细阅读患者近期(2周内)的食管造影片、胸片、胸部CT等,了解B超检查情况,全面掌握病情。

(4)积极治疗并存的慢性疾病,如高血压、冠心病、支气管炎和糖尿病等;纠正贫血、低蛋白血症和水、电解质紊乱。

(5)对患者进行宣教,注意口腔卫生,戒烟2周,适当活动,增加心肺功能。

（6）做好解释和心理调适，使患者解除思想顾虑，增强战胜疾病的信心。

（7）指导患者掌握有效的咳嗽方法，锻炼床上大小便和进行适当的运动，以防止术后血栓形成。

▶ 术后早期下地活动有何意义？

患者手术后如无禁忌，应尽早下床活动，这是近年来被广泛推荐的加速康复外科（ERAS）的重要内容之一，对术后恢复较为重要。具体的益处有以下几个方面。

（1）可提高肺的通气量，利于肺的复张和分泌物的排出，有效预防肺部并发症。

（2）可促进血液循环，利于伤口愈合，防止压疮和下肢静脉血栓形成。

（3）可促进胃肠蠕动，增进食欲，防止腹胀和肠粘连发生。

（4）体位的改变还可以促进引流管内引流液的排出，有利于早期拔管，减轻患者的痛苦。

（5）有利于膀胱功能的恢复，防止尿潴留的发生。

▶ 手术前需要治疗哪些伴发病？

食管癌患者以中老年人居多，他们往往还患有其他疾病。这些伴发病常影响食管癌的治疗效果，因此需要在治疗食管癌前或同时进行积极治疗。

糖尿病是食管癌患者常见的伴发病，手术前应积极控制血糖，使之维持在正常水平。一般情况下，糖尿病患者只要血糖控制在适当水平，没有严重的心血管系统或肾功能障碍，就可以进行食管癌手术。

如果患有高血压、冠心病、慢性支气管炎等慢性疾病，术前应给予积极的治疗，尽可能使血压、呼吸、心功能等指标控制在能够耐受手术的范围内。必要时可请心内科、呼吸科或内分泌科等相关科室的专家会诊,协同治疗。术前根据患者调整的情况,还需要请麻醉师查看,共同制订治疗方案。

▮▶ 食管外科有哪些常见的手术并发症?

食管癌手术复杂,手术风险高,并发症多。通常手术并发症的发生率为 10% 左右,手术死亡率为 3%~5%。食管癌手术的并发症依据其发生的时间不同,可分为近期并发症和远期并发症。前者主要包括窒息、胸内活动性大出血、肺不张、肺部感染、乳糜胸、呼吸功能不全、吻合口瘘、喉返神经损伤、切口感染和胃排空障碍等;后者主要包括反流性食管炎、吻合口狭窄和消化功能不良等。

▮▶ 何为术后胃排空障碍?

食管与胃相连,功能上相互影响。食管癌手术中需要切断迷走神经及部分胃组织,一般情况下术后 2~3 天胃肠道的功能便可恢复。有些患者手术后易发生胃运动失常,引起胃排空功能下降,导致入量胃内容物潴留,进而产生胃胀、恶心、呕吐等一系列症状,即术后胃排空障碍。发生术后胃排空障碍后,应予以积极的胃肠减压、营养支持治疗,并给予恢复和促进胃肠道功能的药物。经过积极治疗后,绝大多数患者能够治愈。

▮▶ 何为食管癌术后吻合口瘘?

食管癌切除后要进行消化道的重建和再通,使患者能正常进食。最常用的消化道重建方法是行食管 – 胃吻合。当因各种原因不能在胃部应用时,可考虑应用空肠或结肠来重建消化道。吻合口瘘是指食管 – 胃(或空肠、结肠)吻合部位未愈合好,食管或胃内的内容物通过吻合外溢至胸腔或腹腔内,并引发一系列症状。吻合口瘘是食管癌外科最为严重和危险的并发症,一旦发生,处理起来十分困难,死亡率极高。

▐▶ 食管癌术后吻合口瘘的处理原则是什么?

食管癌术后吻合口瘘的发生与多种因素有关。尽管广大胸外科医生采取了各种预防方法,但并没有完全杜绝它的发生,可以说食管癌术后吻合口瘘是一种不可避免的并发症。近年来,随着外科技术的不断提高及新的外科器械的应用,吻合口瘘的发生率明显降低,治疗的成功率不断提高。临床上,术后吻合口瘘的处理原则和方法主要包括以下几个方面。

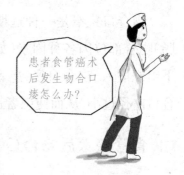

患者食管癌术后发生吻合口瘘怎么办?

(1)充分引流:不论是颈部吻合、胸内吻合,还是腹腔内吻合,一旦发生吻合口瘘,均应立即进行充分和彻底的引流,尽量排空其瘘出液体和分泌物,控制感染,减轻中毒症状。

(2)充足的营养支持治疗:营养不良是造成吻合口瘘的原因之一,而且吻合口瘘的愈合是一个比较漫长的过程,所以营养支持治疗极为重要。可经术中留置的十二指肠或空肠营养管滴注营养液,也可经静脉输注营养素,以保证每天有充足的热量,以及水、电解质和维生素等。

(3)积极抗感染治疗:发生吻合口瘘后如合并细菌感染,应及时行引流液的细菌培养和药物敏感试验,并据此选择有效、足量抗生素进行抗感染治疗。

(4)保持水、电解质和酸碱平衡:根据病情变化、血液生物化学检查结果,及时纠正水、电解质及酸碱平衡的紊乱,维持机体内环境的稳定。

(5)其他措施:包括禁止经口进食和饮水、体位引流等。

虽然吻合口瘘十分凶险,治疗起来比较困难,但只要能及时发现、正确处理并积极治疗,多数患者可以治愈。

▪▶ 何为食管癌术后吻合口狭窄？

吻合口狭窄是一种远期并发症,指食管癌术后食管–胃(空肠或结肠)吻合部位因各种因素(如吻合技术、吻合方式、黏膜对合不佳、黏膜下组织嵌入、吻合口瘘、患者瘢痕体质及术后结缔组织增生等)导致吻合口内径过小,从而使患者进食困难的一种病理状态。

▪▶ 食管癌术后吻合口狭窄的处理原则是什么？

食管癌术后吻合口狭窄的处理原则是扩大吻合口直径,使食物能顺利通过。临床上常用的方法包括以下几种。

(1)食管扩张术:应用扩张探条或扩张球囊等扩张器械将狭窄的吻合口扩大,以便于食物通过。

(2)支架置入术:对了反复扩张效果欠佳的顽固性吻合口狭窄或因癌症复发导致的吻合口狭窄可采用该方法,常可获得满意的近期效果。

(3)微波或激光治疗:目的是破坏吻合口瘢痕狭窄环,扩大吻合口,改善进食。

(4)再次手术切除:对于反复扩张治疗无效的重度吻合口狭窄,如果狭窄的部位比较局限、残余的胃足够大且患者的一般状况良好,可考虑再次手术切除狭窄的吻合口。

▪▶ 何为食管癌术后乳糜胸？

在人体的脊柱、胸主动脉和奇静脉之间有一条粗大的、输送乳糜液的管道,称为胸导管,它与食管的关系极为密切。在食管癌手术的过程中,尤其当食管癌向外侵犯较严重时,切除肿瘤时易损伤该胸导管,导致胸导管内的乳糜液外漏,从而引起一系列临床症状。

▶ 食管癌术后乳糜胸的处理原则是什么?

乳糜液含有丰富的脂肪和淋巴细胞,以及相当数量的蛋白质、糖、酶和电解质。一旦发生了乳糜胸,将会丢失大量的乳糜液,引起机体严重脱水、电解质紊乱、营养障碍及大量抗体和淋巴细胞流失。此外,大量的乳糜液积留于胸腔内挤压肺组织和纵隔器官,可引起一系列症状,严重时可危及生命。因此,应引起广大胸外科医生的重视。

食管癌术后乳糜胸的治疗重点在于预防。医生应熟知胸导管的解剖学特性,手术操作要仔细认真,尽可能避免伤及胸导管。一旦确诊发生了术后乳糜胸,应立即给予积极的治疗。如果乳糜液外漏量不大,保守治疗即可痊愈。如果外漏量大,经保守治疗不见好转,则应再次进胸结扎破损的胸导管。

▶ 食管癌术后为何易发生肺炎和肺不张?

肺炎和肺不张是食管癌手术后极易发生的并发症,尤其是在伴有慢性支气管炎和肺气肿的老年患者中。这些患者术后咳嗽无力、排痰不畅、肺内分泌物潴留,可引起肺炎和肺不张。肺炎和肺不张发生后,如果能及时诊断、迅速解除病因并给予适当治疗,绝大多数患者均能治愈。如果延误了诊断或者治疗方法失当,则可能引发呼吸衰竭,产生严重后果,甚至威胁患者生命。临床上,引起术后肺炎和肺不张的主要原因有以下几个方面。

(1)患者术前患有呼吸系统慢性疾病,如慢性支气管炎、慢性阻塞性肺疾病和肺纤维化等。

(2)患者术前长期大量吸烟。

(3)术中气管插管影响肺部通气,术后气管内分泌物潴留堵塞气道,以及术后疼痛影响有效的咳嗽和排痰。

(4)术中对肺组织的机械性挤压、术后胸腔积液和胃扩张。

（5）术中麻醉状态下或术后患者尚未清醒时发生呕吐,呕吐的胃内容物未及时清理,进入气管内堵塞支气管。

▌▶ 食管癌术后肺炎和肺不张的处理要点是什么?

食管癌手术后,首先要积极预防肺炎和肺不张的发生。吸烟和有呼吸道感染的患者,术前应尽早戒烟,并应用抗生素控制感染后再手术;术中及术后应将气管内的分泌物彻底清除干净;术后鼓励患者用力咳嗽排痰。必要时可行雾化吸入或环甲膜穿刺稀释痰液和刺激咳嗽,也可用鼻导管或纤维支气管镜吸出气管、支气管内痰液。

如果已经发生了肺炎和肺不张,则应鼓励患者深呼吸、用力咳嗽,尽可能解除支气管阻塞;给患者翻身拍背,促进肺复张;帮助患者咳痰或吸痰刺激,可用鼻导管或支气管镜吸痰,必要时可行支气管切开术;同时给予敏感、足量的抗生素以控制感染。

▌▶ 何为食管癌的根治性切除?

根治性手术是指完全切除原发肿瘤组织,食管的切除必须超过肿瘤上下缘 5cm 以上,同时进行彻底的区域淋巴结清扫。根治性手术切除的范围较大,损伤也较大,但往往能取得较好的治疗效果。实施了根治性切除,就有了治愈的可能性,因此,只要条件允许,应尽可能行根治性切除。

▌▶ 食管癌手术切除后是否就算彻底治愈了?

与其他恶性肿瘤一样,食管癌的治疗效果也多用"X 年"生存率作为评价标准,而不用"治愈"一词。近 20 年来,我国食管癌的手术治疗取得了很大进步,19 世纪 50 年代时手术切除率只有 60%~70%,而目前则达到了 80%~90%,甚至更高;手术死亡率也由 14.6%~25%降至 3%~5%,甚至更低。早期食管癌手术后 5 年生存率达 90%,10 年生存率可达

60%。因此，外科手术是治疗食管癌的首选方法。但是，食管癌也同其他恶性肿瘤一样，术后容易复发和转移，因此手术切除并不意味着彻底治愈了，还需要进行其他辅助治疗、严密监控和定期随访，一旦出现问题能及时发现，及时处理。

▶ 何为食管癌的姑息性切除？

姑息性手术是指肿瘤已侵犯周围组织和(或)器官并且已经不能被全部切除，而只能切除部分肿瘤组织，以达到减轻肿瘤对机体的负荷、改善生活质量和延长生命的目的，并为术后的放疗和化疗创造条件。如果肿瘤已侵犯邻近器官，为了改善进食和减轻症状，也可做一些姑息性减症手术，如食管－胃短路术、经腹壁胃造瘘术、食管腔内支架置入术等。姑息性手术的主要目的在于缓解患者的症状、提高生存质量、延长生存时间。

▶ 何为食管癌旁路手术？

食管癌旁路手术是指原发肿瘤已侵犯周围器官不能被完全切除或已有广泛的淋巴结转移不能行彻底清扫，为了进食而施行的减症手术。常用的术式包括食管－胃转流术、食管－空肠转流术等。这种手术主要适合梗阻症状严重且肿瘤已不能切除的患者。具体方法是绕过梗阻部位的食管，将梗阻部位上方的食管与其下方的胃或空肠吻合，使上消化道再通，从而使患者经口进食，为机体提供足够的营养，并为其他治疗创造必要的条件。

▶ 何为胃造瘘术？

胃造瘘术是在胃体部胃壁切一小口，插入一营养管并缝扎固定，然后将营养管从腹壁穿出并缝合固定于腹壁上。术后可通过该营养管灌入流质或半流质食物，以供给机体营养。这种手术只能解决营养问题，不能治疗肿瘤,可为无法治疗且不能进食的患者提供营养支持,适当延长生命,但改善生活质量的作用有限。

▮▶ 何为食管癌手术后膈疝?

食管癌手术过程中需要切开膈肌完成腹腔内操作,术毕时重新将胃和切开的膈肌缝合,形成新的膈肌食管裂孔。如果术后腹腔内脏器通过膈肌与胃之间的间隙(新的"裂孔")进入胸腔内,则称为膈疝。临床上引起膈疝的原因归纳起来主要有以下几个方面。

(1)膈肌与胃之间缝合固定的间距过大或缝线断脱。

(2)胃体后方的膈肌脚处未缝合或缝合间距过大。

(3)术后剧烈咳嗽、呕吐或用力排便,使胸、腹腔压力过大,从而导致膈肌缝合部位撕裂。

(4)膈肌切口感染致愈合延迟或不良。

食管癌术后膈疝是较少见的术后并发症,发生率为 0.28%~0.84%,但是一旦发生,其后果有时极为严重。食管癌术后膈疝一经确诊,应立即手术治疗,将疝内容物还纳到腹腔,并仔细修补新的膈肌裂孔。如果疝入胸腔内的脏器因嵌顿或绞窄已经发生坏死,则应切除坏死部分的组织或器官。

▮▶ 何为内镜下食管微创外科?

内镜下微创治疗是指通过内镜所具有的各种管道伸入相关的治疗器械,在内镜监视下治疗食管的病变。内镜下治疗主要适用于早期食管癌,可以达到治愈目的;而对于中晚期食管癌,则主要是缓解症状、改善进食、增加营养、提高生活质量。

▮▶ 内镜下微创外科的优点是什么?

内镜下微创治疗的优点主要包括:①可以达到治愈的效果,5 年生存率可达 90% 以上。肿瘤发现越早，治疗效果越好，是治疗食管癌的发展趋势。②该治疗只在食管腔内进行，无体表创口，损伤小，恢复快。③具有极高的美学价值。

▌▶ 内镜下微创外科的缺点是什么？

内镜下微创外科有诸多优点，但也有不足之处，主要是目前所用的器械和设备多由国外进口，临床应用费用较高，给患者造成了一定的经济负担。随着国产器械和设备的应用，费用会越来越低。

▌▶ 哪些患者适合内镜下微创外科治疗？

内镜下微创治疗主要适用于早期食管癌患者。该治疗的适应证包括病变侵犯深度不超过黏膜层且没有淋巴结转移；身体比较虚弱无法进行手术或放化疗，以及拒绝接受手术或放化疗的患者，也可以考虑内镜下微创治疗。

为了正确判断早期食管癌是否适合内镜下微创治疗，建议患者术前进行超声内镜检查以明确病变部位的深度，并进行胸部 CT 检查以评估淋巴结转移的情况。

▌▶ 内镜下微创外科治疗的效果如何？

大多数早期食管癌患者可以行根治性切除。如果术后病理学检查结果显示病变被彻底切除，并且切除边缘没有肿瘤组织残留，建议患者定期复查胃镜和随访观察。如果病变部位有肿瘤残留，则需要根据术后情况给予适当处理，必要时可追加放化疗或食管切除术。

▌▶ 内镜下微创治疗有哪些危险性？

虽然内镜下微创治疗损伤比较小，但是也有一定的危险性，可能引起出血、疼痛、穿孔和食管狭窄等近、远期并发症。出血的发生率为

1.5%~24%,常发生在术中或术后 24 小时内,多数为一过性,内镜下止血即可控制;少数患者可有持续性黑便或血压下降,需要特殊处理。疼痛较常见,多为一过性,能自行缓解或口服止痛药缓解。穿孔发生率较低,但属于严重并发症,一旦发生多较凶险,须及时处理。穿孔发生后可出现呕吐、下颈部皮下气肿、胸痛、腹痛等症状,经保守治疗多可控制,极少数患者需要外科手术进行修补或切除。术后管腔狭窄与切除病变范围大小有关。如果切除范围大于 3/4 食管周径,70%的患者会出现食管狭窄。其严重程度也可能与患者是否为瘢痕体质有关,多数患者通过扩张可恢复。

▮▶ 何为食管癌化疗?

化疗是化学药物治疗的简称,属于肿瘤内科治疗范畴。医生将一种或几种不同作用机制的抗癌药物通过不同途径(如口服、静脉输注、腔内注射、肌内注射等)给药,可以消灭机体内的肿瘤细胞,达到治疗肿瘤的目的。化疗属于全身治疗,对预防肿瘤复发和治疗远处转移具有重要的作用。

▮▶ 化疗的用药途径有哪些?

根据化疗药物的性质和治疗目的,给药途径大致有以下几种。

(1)静脉注射(包括静脉推注、静脉冲入和静脉输液)。

(2)口服给药。

(3)肌内注射。

(4)皮下注射。

(5)动脉注射。

(6)胸、腹腔内注射。

(7)蛛网膜下隙内注射。

(8)膀胱内注射。

（9）局部涂抹。

化疗的种类有哪些？

临床上，常用的化疗有以下几种。

（1）新辅助化疗：又称为术前化疗或诱导化疗，是医生在手术前根据患者疾病的分期和对药物的敏感性，给予患者适当的化疗治疗，主要目的在于缩小疾病的范围和大小，以提高切除的可能性；早期治疗微小转移灶；评估术前疗效，为术后治疗手段的选择提供依据。

（2）辅助化疗：是指患者采取了有效的局部治疗（如手术、放疗等）后，为消灭机体内可能存在的微小转移灶、防止复发转移所采取的治疗措施。大多数食管癌患者就诊时已属于晚期，单独手术或放疗难以根治，通常需要加用化疗来巩固疗效。辅助化疗已成为肿瘤的常规治疗方法。

（3）姑息性化疗：主要是针对局部晚期或转移性肿瘤，可能抑制肿瘤的生长和改善症状，但作用有限。

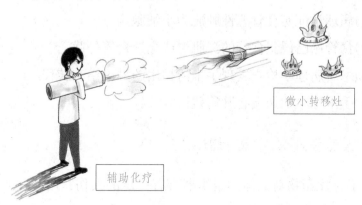

微小转移灶

辅助化疗

联合化疗的原则是什么？

临床上，联合化疗应遵循下列原则。

（1）组成方案的各种药物均有效。

（2）所用药物的作用机制和作用时相各不相同。

（3）毒性作用不重叠。

(4)每种药物均给予最大量。

(5)化疗应有一定的间期,以保证组织修复。

(6)方案应经临床试验证实有效。

▣▶ 常用的化疗方案有哪些?

临床实践证明铂类药物(如顺铂、卡铂、草酸铂、奈达铂等)对食管癌的治疗效果较好,故大多数联合化疗方案都含有铂类药物。常用的化疗方案:铂类 + 氟尿嘧啶(或替加氟)、铂类 + 紫杉醇、铂类 + 盐酸吉西他滨、铂类 + 酒石酸长春瑞滨等。目前临床上把铂类 + 氟尿嘧啶(类)作为食管癌治疗的一线方案,如果一线方案治疗无效可改用其他药物治疗。

▣▶ 哪些食管癌患者适合进行化疗?

化疗一般不作为食管癌的首选治疗方法,当有下列情况时则建议进行化疗。

(1)病理学证实食管恶性肿瘤为小细胞癌。

(2)食管癌已侵犯食管的深肌层或穿透食管外膜。

(3)术后病理学检查发现手术清扫出的淋巴结有转移。

(4)手术标本的切端有肿瘤残留。

▣▶ 哪些患者不适合进行化疗?

由于化疗药物对人体的组织器官有一定的损伤,因此并非所有的患者都适合进行化疗。有下列情况者慎用或不采用化疗。

(1)一般情况差,恶病质、年老体弱、无法耐受化疗者。

(2)骨髓功能低下,严重贫血、白细胞和血小板低于正常范围。

(3)肝肾功能异常。

(4)严重的心血管、肺功能障碍。

(5)以往进行过多周期化疗、大面积放疗,以及有严重感染、肾上腺皮质功能不全和严重的并发症等。

▐▶ 辅助化疗的原则是什么？

（1）应选择有效的化疗药物。

（2）肿瘤已被手术或放疗清除。

（3）术后应尽早化疗。

（4）应给予患者可耐受的最大化疗剂量。

（5）化疗应持续一段时间。

（6）化疗应间断进行，尽可能减少免疫抑制的发生。

▐▶ 何为化疗的预处理？

化疗的预处理是指为了降低化疗药物使用时的不良反应（如过敏及骨髓抑制）和副作用（如胆碱能综合征等），在化疗前先给予预防不良反应的药物，以保证能够顺利完成化疗。

▐▶ 为何有些化疗药物使用前需要进行预处理？

化疗实际上是一把双刃剑，其在杀伤肿瘤细胞的同时也会损害人体的正常细胞。有些化疗药物在使用过程中除了具有普遍存在的副作用外，还有其独特的并发症（如过敏反应等）。为了降低这些药物的副作用，减轻对人体的伤害，使用前需要先进行预处理。

▐▶ 食管癌化疗的效果如何？

化疗是治疗食管癌的主要手段之一，其治疗效果主要体现在以下几个方面。

（1）具有全身性治疗肿瘤的作用，虽然外科手术起初是治疗食管癌最主要的方法，但手术不一定能将肿瘤完全切除，或者手术时已经发生了微小转移且这些微小转移灶无有效的检测方法，这时只能依靠化疗来防止全身某处的复发和转移。

（2）对不能手术和放疗的中晚期患者及术后复发和转移的患者行联合化疗可以提高生存率。

（3）术前新辅助化疗能提高手术的切除率，改善术后生存率，已得到广泛应用。

▶ 食管癌化疗有哪些副作用？

所有的化疗都有一定的副作用，所用药物不同，副作用的表现形式也不同。目前临床上治疗食管癌的主要化疗药物有以下几种。

（1）铂类抗癌药：主要有顺铂、卡铂、草酸铂、奈达铂等，这类药物的主要副作用是消化系统反应，常表现为食欲下降、恶心、呕吐等；少数情况下有肾毒性、耳毒性等。

（2）氟尿嘧啶：是治疗食管癌的常用药物，主要的副作用是消化系统不良反应，尤其以腹泻比较常见。

（3）紫杉醇：也是常用的化疗药，主要副作用是周围神经毒性，表现为手足麻木，也有其他不良反应，如腹痛、关节痛和血液毒性等。

（4）吉西他滨：该药的主要副作用是血液学毒性，表现为白血病和血小板降低，有时也有周围神经毒性。

（5）伊立替康：该药可引起急性胆碱能综合征（表现为早发性腹泻和出汗、腹部痉挛、流泪、瞳孔缩小及流涎等）和迟发性腹泻等。

化疗期间产生的副作用要积极处理。如果经治疗后症状缓解或消失，可继续治疗；如果治疗后效果不明显，可酌情停止化疗。

▶ 食管癌患者化疗期间有哪些注意事项？

患者化疗期间需要按医嘱定期复查血常规、生物化学全项检查、评估化疗毒性。如有不适应及时处理。此外，还需要加强营养，充分休息，并做好心理调适。

根据所用药物的不同,有针对性地注意一些问题。使用奥沙利铂的患者应注意避冷,忌进凉食和触摸冰冷物体,以免过早产生周围神经毒性;使用顺铂、氟尿嘧啶、伊立替康等的患者,尽量避免食用凉菜、大量水果、乳制品等可能导致或加重腹泻的食物。

▌▶ 食管癌化疗需要多长时间?

食管癌一次完整的化疗过程称为一个周期。晚期食管癌患者化疗的周期数要根据化疗疗效和患者的耐受性来综合考虑。初次化疗的患者大部分可耐受 4~6 个周期, 一般在化疗 6~8 周时需要进行一次疗效评价,有效的患者可继续原方案再化疗 2~3 个周期,无效的患者可能需要更换方案化疗。

▌▶ 何为食管癌新辅助化疗?

新辅助化疗是指在手术前进行化疗。部分患者经术前化疗后,不能手术切除的肿瘤可以切除,以便进行根治性手术;或者肿瘤缩小,以减小手术切除范围,保留重要器官;还有部分患者可以治愈或者延长远期生存时间。

▌▶ 哪些患者适合进行新辅助化疗?

局部晚期可手术的食管癌患者可接受新辅助治疗。推荐局部晚期或者手术治疗有困难的患者先进行新辅助化疗,将肿瘤降期(降低肿瘤分期),消灭全身微小转移灶,并观察肿瘤对该方案化疗的反应,以指导术后化疗。

▌▶ 新辅助化疗后何时手术为宜?

化疗后机体可能有化疗相关的不良反应, 此时进行手术可能会造成一定损伤,因此需要等待身体恢复正常后再考虑手术。尤其是血小板下降明显的患者,应严格复查,待血小板升至正常后再考虑手术。此外,还要仔细复查肝肾功能,待肝肾功能恢复正常后才可以手术。一般情况下,新辅助化疗后 3~4 周进行手术治疗。

▮▮▶ 新辅助化疗有哪些作用?

新辅助化疗的作用主要体现在以下几个方面。

(1)化疗后局部肿瘤缩小,利于手术切除和减少手术创伤。

(2)可以避免体内潜在的转移灶在原发灶切除后 1~7 天内由于体内肿瘤总量减少而继续生长。

(3)使手术时肿瘤细胞活力降低,不易播散入血。

(4)清除或抑制可能存在的微小转移灶,改善预后。

(5)帮助筛选对肿瘤有效的化疗方案。

▮▮▶ 何为术后辅助化疗?

术后辅助化疗是指在根治性切除之后进行的、以降低术后复发率、延长生存时间为目的的化疗。

▮▮▶ 患者出院后何时开始术后辅助化疗?

辅助化疗一般在术后 1~2 个月开始。术后恢复良好、需要进行辅助化疗的患者,可以在术后 1 个月完成化疗前检查并开始辅助化疗。如果患者术后恢复欠佳,可以继续休息调养,但最好不要迟于术后 3 个月开始化疗。

▮▮▶ 哪些患者应进行术后辅助化疗?

虽然食管癌根治术后肿瘤及转移的淋巴结已被切除,但是约 70% 的患者仍然可能在术后 2 年内复发或转移。因此,有复发风险的患者需要接受术后辅助化疗。高复发风险的患者包括淋巴结转移阳性、有脉管瘤栓、神经侵犯、原发肿瘤侵犯食管外膜或周围器官的患者。

▮▶ 术后化疗前应做哪些准备？

食管癌术后，患者营养状态欠佳，需要加强营养、少食多餐、多进食优质蛋白。术后 1 个月应常规进行影像学复查，根据具体情况复查胸腹部 CT 或局部 CT，保留影像学检查照片，方便术后长期的随访对比。此外，还需要在化疗开始前 1 周内进行血常规、生物化学全项检查、心电图等各项功能检查。

▮▶ 食管癌疗效的评价标准是什么？

与其他实体肿瘤一样，食管癌的疗效评价也主要依据世界卫生组织（WHO）的评价标准，具体如下。

（1）完全缓解（CR）：可测量或可评价的食管肿瘤完全消失，黏膜光滑，没有梗阻或狭窄，至少维持 4 周，在此期间没有新病灶出现。

（2）部分缓解（PR）：与治疗前相比，所有可测量的病灶垂直直径乘积的总和减少超过 50%，至少维持 4 周，在此期间无新病灶出现。

（3）病情稳定（SD）：所有可测量的病灶垂直直径乘积的总和减少 50%以下，或增加 25%以下，至少维持 8 周，在此期间无新病灶出现。

（4）病情进展（PD）：任何可测量的病灶 2 个垂直直径乘积的总和较治疗前增加 25%以上，以及出现新的肿瘤病灶。

（5）总缓解率（CR+PR）：好转及稳定的病例不计算在内。

▮▶ 如何评价晚期食管癌的化疗效果？

晚期食管癌患者在化疗前应该进行影像学检查和胃镜检查，全面准确评估疾病分期和可观察到的病灶，并在化疗进行 6~8 周时再次进行影像学复查。与化疗前对比，进行疗效评价，如果没有可观察的指标，需要复查胃镜和（或）超声内镜进行疗效评价。化疗有效的患者可继续原方案化疗,无效的患者可更换方案继续化疗或选择其他治疗方法。

▐▶ 化疗多长时间可以看出疗效?

不同肿瘤化疗显效时间不同,这与肿瘤生长速度、转移、血液供应、生长方式等特点,以及肿瘤对化疗药物的反应有关。食管癌患者化疗的起效时间往往在2~3个周期后(1~2个月)。因此,一般情况下,需要在化疗后2个月左右进行影像学复查,评估化疗疗效。

▐▶ 为何有人化疗效果不理想?

不同肿瘤的化疗疗效有很大的差异。例如,小细胞肺癌和部分淋巴瘤的化疗有效率可达80%以上,但很多实体瘤的化疗有效率在50%左右,甚至更低。

此外,不同患者对化疗的反应经常存在很大差别。不同病理类型和不同恶性程度的食管癌对化疗的反应也会有所不同;用药剂量、给药时间间隔、剂量密度不同,似乎疗效也不同。在上述情况均相同的情况下,有些患者疗效较好,有些患者无效,这种差别产生的原因仍需要进一步研究。

▐▶ 化疗效果不佳怎么办?

如果化疗效果不佳,可根据情况选择其他治疗方案。例如,多发转移的患者,化疗失败后可更换方案继续化疗;如果患者只是局部复发或淋巴结转移,可以考虑放疗,也可以考虑其他局部治疗手段,如介入治疗等。

▐▶ 应进行化疗者可否不进行化疗?

食管癌术后依然存在复发和转移的风险,所以大部分患者还需要进行术后辅助化疗。对于晚期食管癌来说,化疗是首选治疗方法。如果化疗有效,则可延长患者的生存时间。因此,对于手术后和未手术的晚期食管癌患者,只要身体的一般状况良好,肝肾功能及血常规正常,均应进行化疗。对于一般情况欠佳、肝肾功能有异常的患者,化疗应谨慎。若患者一般情况差、恶病质、肝肾功能和(或)血常规明显异常、拒绝化疗等,则不宜进行化疗。

▶ 药物的毒性反应按发生时间的不同可分为几类?

(1)立即反应:用药一天内发生。

(2)早期反应:用药后几天到几周发生。

(3)迟发反应:用药后几周到几个月发生。

(4)晚期反应:用药后几年发生。

▶ 如何减轻化疗的不良反应?

化疗的不良反应主要为消化道反应、骨髓抑制、乏力等。恶心、呕吐、食欲下降等消化系统不良反应,可以通过应用止吐药物、增强食欲药物及营养支持来治疗。腹泻需要使用止泻药物、补液及营养支持。如果合并肠道感染,应该增加抗生素和调节肠道菌群的药物。

患者应定期检查血常规和肝肾功能。在血象正常的情况下,每周至少检查一次血常规。血常规异常时,必须遵照医嘱进行治疗并密切观察。正常情况下,每月至少复查一次肝肾功能。化疗期间要尽量多休息,注意饮食卫生,避免生冷、辛辣及对胃肠道有刺激的食物,如有不适,尽快就医。

应用奥沙利铂化疗的患者,应注意保暖、避免进食寒凉食物,以减轻周围神经毒性。

▶ 药物引起的局部不良反应有哪些表现?

(1)急性烧灼样疼痛和肿胀。

（2）注射部位硬结、簇状疱疹、溃疡或广泛的组织坏死。

（3）最终形成坚硬的焦痂，外周红斑肿胀。

（4）皮下组织受累，关节僵硬，活动受限，神经病变。

（5）静脉炎表现。

▶ 化疗引起的恶心、呕吐有几种？

（1）急性恶心、呕吐：化疗后 24 小时内出现，此期反应最为严重，是预防治疗的重点时期。

（2）迟发性恶心、呕吐：出现在给药后 24 小时或更长时间。其严重性较急性反应轻，但持续时间长，影响营养和全身症状。

（3）预期性恶心、呕吐：属于条件反射，在某种与化疗有关的情况下，如医院的环境、药物、颜色、灯光都可以引起呕吐发作。

▶ 化疗期间可否自行服用中药？

化疗时不建议服用抗肿瘤中药，因为化疗药物和中药都需要经过肝脏和（或）肾脏代谢，而肝肾的代谢能力是有限的，如果化疗同时口服中药，有可能导致肝肾功能损伤。一些抗肿瘤中药，除了导致肝肾功能异常，还可能引起血液毒性，如白细胞和中性粒细胞降低等。为了能顺利、安全地进行标准的化疗，不建议自行服用中药，可在医生指导下应用扶正中药。

▶ 进口化疗药一定优于国产药吗？

国产药物和进口药物的有效成分是一样的，因此疗效也无明显差异。有些患者认为进口药物毒性小，这种观点不正确，因为药物的不良反应是由药物本身导致的。进口药物的纯度或许比国产药物略高，但是目前没有证据证实这一点。此外，进口药物的价格往往是国产药物的 2 倍左右，而且肿瘤治疗并非一朝一夕，选择进口药物可能会增加经济负担。所以,推荐经济条件一般的患者选用国产药物进行治疗,经济条件非常好的患者,可酌情选择进口药物。

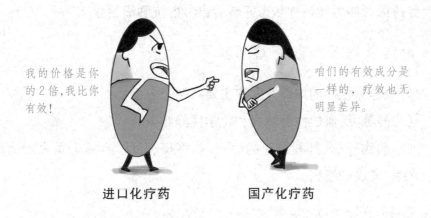

我的价格是你的2倍,我比你有效!

咱们的有效成分是一样的,疗效也无明显差异。

进口化疗药　　　　国产化疗药

▎▶ 为何食管癌患者选用的化疗方案不同?

食管癌有多种病理类型,我国以鳞状细胞癌居多,西方国家则以腺癌为多。病理类型对治疗方案的选择至关重要。此外,患者的一般状况、基础情况及并发症不同,所选用的化疗方案也不同。

▎▶ 晚期食管癌需要进行化疗吗?

化疗是晚期食管癌首选的治疗方法,在化疗有效的情况下可以延长患者的生存期。一般情况良好、肝肾功能及血常规正常、能够配合治疗的患者,可进行化疗。一般情况欠佳、肝肾功能有异常的患者,化疗应该谨慎。一般状态差、恶病质、肝肾功能和(或)血常规明显异常、患者拒绝化疗等情况,不宜进行化疗。

▎▶ 食管癌化疗后还应该继续哪些治疗?

晚期食管癌患者化疗后的继续治疗应根据患者肿瘤的分期、化疗疗效、药物耐受性等综合考虑。对于肿瘤为局部晚期、化疗耐受良好的患者,可以考虑化疗后给予适量的放疗。如果患者有肝脏等器官转移,则应考虑患者的身体情况继续给予口服的化疗药物进行单药维持治疗。如果患者一般情况差,无法耐受而停止化疗,应该给予对症支持治疗,等待患者体力和精神状态好转后再考虑抗肿瘤治疗。

▶ 静脉化疗易引起哪些局部并发症?

外周静脉化疗的局部并发症主要有两个方面。

(1)静脉炎、血栓性静脉炎和化学性静脉炎。

(2)药物外渗、外漏引起的病变,如疼痛、肿胀,严重者可发展为硬结、水疱、斑块和溃疡。

▶ 化疗引起的静脉炎是如何分级的?

临床上一般将化疗引起的静脉炎分为 4 级。

(1)0 级:无临床表现。

(2)1 级:伴或不伴有疼痛的红肿,可能出现肿胀,也可能没有肿胀,没有"红线"样改变,触之没有条索样改变。

(3)2 级:伴或不伴有疼痛的红肿,可能出现肿胀,也可能没有肿胀,呈"红线"样改变,触之没有条索样改变。

(4)3 级:伴或不伴有疼痛的红肿,可能出现肿胀,也可能没有肿胀,呈"红线"样改变,触之有条索样改变。

▶ 何为药物临床试验?

药物临床试验是指在人体(患者或健康志愿者)进行的药物系统性研究,以证实或揭示试验药物的作用、不良反应和(或)试验药物的吸收、分布、代谢及排泄,目的是确定试验药物的疗效和安全性。

▶ 药物临床试验分几期?

药物临床试验分四期:① Ⅰ 期,人体药理学及安全性评价;② Ⅱ 期,探索治疗作用;③Ⅲ期,明确治疗作用并建立安全性治疗;④Ⅳ期,新药上市后监测。

▌▌▶ 临床试验与临床治疗有何区别?

临床治疗是根据每一位患者的具体情况对症治疗,无须统一的方案,目的是将患者治好。新药临床试验是为了验证某种药物是否安全、有效,必须遵循相同的试验方案,所有参与试验的受试者均按同一方案进行治疗或处理,不得因人而异。

▌▌▶ 食管癌治疗失败的原因是什么?

尽管治疗食管癌的方法有很多,但其治疗效果仍不十分理想,5年生存率在30%左右。食管癌治疗效果欠佳的主要原因有:①人们对食管癌认识不足或不够重视,确诊时大部分已属于晚期;②局部治疗不彻底,造成局部复发;③远处转移;④肿瘤导致机体营养不良和免疫功能低下,导致肿瘤复发和转移。

▌▌▶ 何为食管癌放疗?

放疗是放射治疗的简称,指用加速器产生的高能X线、放射性同位素的射线、X线治疗机产生的普通X线,以及各种加速器产生的电子束、质子、快中子及其他重离子等进行治疗。这些射线具有很强的穿透力,能破坏细胞的染色体,使细胞停止分裂生长并凋亡。食管癌细胞对放射线有一定的敏感性,疗效较好,副作用相对较少,易被患者接受,尤其对没有手术条件的食管癌患者是一种较好的治疗选择。

▌▌▶ 放疗对哪种类型的食管癌敏感?

食管癌放疗的敏感性与肿瘤的大体形态有关,不同类型肿瘤的放疗敏感性也不同。一般情况下,腔内型和蕈伞型对放疗敏感,髓质型次之,溃疡型和缩窄型相对不敏感。就病理类型而言,鳞状细胞癌比腺癌对放射线更敏感,治疗效果好。

▶ 放疗的基本形式有哪些?

根据放射源与病变的距离,放疗可分为远距离放疗和近距离放疗。

(1)远距离放疗(外照射):是将放射源与患者身体保持一定距离进行照射,射线从患者体表穿透进入体内一定深度,达到治疗肿瘤的目的,是目前临床治疗的主要照射方法。三维适形放疗、调强放疗、伽马刀和射波刀等都属于外照射。

(2)近距离放疗(内照射):是将放射源密封置于肿瘤内或表面,如食管腔内照射治疗食管癌。后装治疗、粒子植入属于内照射。

按照治疗目的,放疗还可分为根治性放疗、姑息性放疗。

▶ 何为常规放疗?

常规放疗是指放射治疗医生依据经验或者利用模拟定位机来确定照射角度、范围的放射治疗。其治疗方法简单易行,但精度(位置精度、质量精度)较差,患者不良反应较大。

▶ 何为调强适形放疗?

调强适形放疗是通过计算机精确算出每束射线的角度和剂量,使剂量区分布的形状在三维方向上与病变(靶区)的形状一致,同时肿瘤各点的剂量强度一致,既能有效杀灭肿瘤,也能保护周围重要器官,是一种高精度的放疗。它是用CT模拟机定位,可以更精确地确定肿瘤体积与周围正常组织的关系,比体外常规放疗靶区小,周围组织受照射范围相对较小。

▶ 放疗的效果如何？

虽然放疗有一定的副作用,但由于放疗效果较好,既有缓解进食困难的近期效果,又有杀灭肿瘤细胞、缩小肿瘤体积的远期效果,晚期食管癌患者还可通过姑息性放疗达到缓解梗阻、止痛等效果,所以不能耐受手术或肿瘤较大需要行术前放疗的患者都能取得不错的效果。

▶ 放疗的优点是什么？

放疗的优点归纳起来主要有以下几个方面。

(1)高位食管癌手术难度大,风险高,采用根治性放疗有时可获得与手术治疗相似的结果。放疗对机体一般状况的要求较手术低,因此年老体弱或有伴发病不宜手术的患者可行根治性放疗。

(2)姑息性切除的患者行术后放疗,不但可以消灭残存的病灶,还可以提高肿瘤局部控制率和患者的生存率。

(3)某些较晚期的食管癌直接行手术切除可能较困难,术前放疗常可使肿瘤缩小,提高手术切除率和患者生存率,但不增加手术风险。

(4)对于已有骨转移、上腔静脉综合征等疾病的患者,局部放疗可以止痛和减轻症状,改善生活质量并延长生存时间。

▶ 放疗的缺点是什么？

放疗也有一些缺点和不足。例如,放疗设备昂贵,治疗费用较高;放疗周期长,一般需要1~2个月;并发症较多,甚至可以引起放射性肺炎、食管穿孔等严重并发症,严重时可威胁患者生命。

▶ 放疗有哪些并发症？

放疗杀伤肿瘤细胞的同时,对射野内的正常细胞和组织也有伤害。放疗的剂量越大,杀伤肿瘤细胞的作用越强,对正常组织的损伤也就越大。

放疗的副作用分为全身性和局部性两类。前者主要表现为食欲减低、恶心、厌油腻、全身乏力等。后者主要表现为以吞咽困难和胸背部疼痛等为主要症状的放射性食管炎，以干咳或痰不易咳出等为主要症状的放射性气管炎，以咳嗽为主要症状的放射性肺炎，以及延迟发生的食管狭窄。

▶▶ 放疗前应做哪些准备？

（1）放疗前首先应与患者进行沟通，告知其有关的放疗知识，消除患者的思想负担，增强其信心。

（2）纠正营养不良、贫血，治疗其他伴发病，以免影响治疗效果。

（3）要详细了解病史，询问有无胸背部疼痛、发热及咳嗽等症状。

（4）做胸部 CT 检查和钡餐造影检查，明确有无食管穿孔前兆或穿孔，以免造成严重后果。

▶▶ 放疗过程中可能会出现哪些不良反应？

食管癌患者在放疗过程中会出现诸多不良反应，归纳起来主要有以下几个方面。

（1）全身反应：治疗一段时间后，一些患者会出现厌食、恶心、呕吐、头疼和乏力等症状。轻者可特殊处理，重者则需要调整照射方法和剂量。此时，患者应多饮水、补充维生素 B 或适当应用镇静剂等。

（2）造血系统反应：治疗过程中常出现血象变化，特别是白细胞和血小板降低。如果白细胞和血小板数量过少，应停止放疗并应用升白细胞和升血小板药物，必要时可进行成分输血和预防性抗感染治疗。

（3）局部反应：放疗过程中，照射野内常会出现不同程度的不良反应，主要是皮肤反应，如皮肤红肿、干燥、破溃等。轻者一般不需要同时处理，放疗结束后可自行恢复；重者则应采取措施，避免造成更严重的放射性损伤和不良后果。

▶ 放疗患者应如何调节自己的饮食？

食管癌患者由于进食困难，常伴有营养不良。由于放疗时间较长，治疗过程中应给予合理的膳食，以保证患者有足够的营养来完成整个治疗过程。放疗过程中，患者的膳食应注意以下几个方面。

（1）饮食营养要丰富，食物要含有高蛋白、高热量、高维生素。

（2）注意保护食管黏膜，要吃易消化的食物，避免食用高盐、过硬、过烫、酸辣的食物，切忌暴饮暴食。

（3）食物要新鲜，多吃新鲜蔬菜和水果，少吃腌制、油炸和烟熏食品。

（4）进食定时定量、清淡或少食多餐。

▶ 何为食管癌单纯根治性放疗？

根治性放疗是指通过放疗治愈肿瘤，可达到手术治疗的效果。Ⅱ期或Ⅲ期食管癌，可以单纯选择根治性放疗，也可以手术后再做放疗，消灭微小残存肿瘤细胞和转移的淋巴结。

▶ 哪些患者适合进行单纯根治性放疗？

根治性放疗多用于一般情况好，病变比较小，食管狭窄不明显（能进半流质），肿瘤未侵犯气管、支气管或胸主动脉，无锁骨上和腹腔淋巴结转移，无其他部位转移，无并发症的中期食管癌患者。根治性放疗还可用于不能耐受手术或不愿意手术的食管癌患者。对于能耐受手术的患者，建议选择手术治疗。

▶ 何为食管癌姑息性放疗？

食管癌姑息性放疗是指应用放疗治疗晚期食管癌及食管癌手术后复发和转移灶，以达到改善症状的目的。姑息性放疗有时被称为减症放疗,用于止痛、缓解压迫、止血和改善生活质量等。

有些患者可先尝试行姑息性放疗，一定剂量后如病变确有明显改变,可以加大至"根治量"。事实上,根治性放疗和姑息性放疗有时难以界定。

▐▶ 哪些患者适合进行姑息性放疗？

姑息性放疗一般用于晚期患者，肿瘤局部已到晚期不能手术或者远处已发生转移。治疗目的是减轻患者痛苦、改善生活质量,适用于骨转移、淋巴结转移或手术后吻合口压迫气管等。

▐▶ 哪些患者不适合进行放疗？

临床上,放疗并不适合所有食管癌患者,有下列情况则不宜做放疗。
(1)由于进食困难和肿瘤对机体的消耗,呈恶病质状态者。
(2)怀疑或已确诊食管穿孔、形成各种瘘者。
(3)有远处脏器转移并引起严重症状者。
(4)有严重肝肾等器官功能不全或血象异常者。

▐▶ 放疗在外科手术治疗中有何作用？

放疗与外科手术相结合主要有三种方式,即术前放疗、术中放疗和术后放疗。术前放疗的作用是使瘤体缩小,提高切除率,同时降低肿瘤细胞活力,减少肿瘤细胞播散的机会。术中放疗能减少局部复发,提高生存率。术后放疗主要用于手术切除后可能有肿瘤残留的部位,防止或减少局部复发。

▐▶ 食管癌患者术前放疗有何作用？

术前放疗能使癌肿及转移淋巴结缩小、癌细胞退化甚至消失,并使癌肿与邻近器官的癌性粘连转变为纤维性粘连，有助于提高食管癌的手术切除率。此外,放疗可促使癌肿及其周围的小血管和淋巴管闭塞,消灭癌肿周围亚临床型的微小转移病灶,减少术中播散的机会,从而提高外科治疗的效果。

▮▶ 术前同步放化疗有何作用？

术前同步放化疗较单一放疗或化疗效果更佳,不仅可提高手术切除的可能性,还可使部分患者达到病理学缓解,显著延长其生存期,但这种治疗也增加了毒性反应。

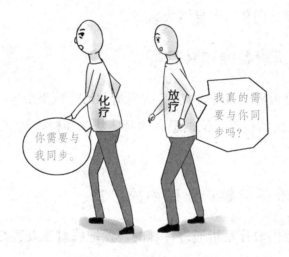

▮▶ 术前放疗与手术的间隔时间多长为宜？

术前放疗与手术的间隔时间过长,易造成放疗区域内纤维化、粘连加重而致手术困难;间隔时间过短,则放疗区域有炎症、术中易出血,术后会影响组织愈合。因此,需要掌握放疗与手术的间隔时间。一般认为,术前放疗与手术之间间隔2~4周为宜。

▮▶ 手术后哪些情况还需要做放疗？

食管癌手术后病理检查提示有淋巴结转移或外膜侵犯的患者,行放疗可能获益。食管癌术后切端如有癌细胞残留,术后应行放疗。食管癌根治术后预防性放疗能提高Ⅲ期患者或有淋巴结转移患者的生存率,降低放疗部位的复发率。

▶ 手术后放疗需要同步化疗吗？

对于食管癌患者,手术后同时进行放、化疗的作用至今仍未明确。如果术后病理检查提示有淋巴结转移或肿瘤残存,而且患者一般身体状况较好,可同时进行术后放、化疗;若以往做过化疗,估计身体状况无法耐受化疗,可行单纯术后放疗。是否同时进行放、化疗最终由放疗科医生依据肿瘤分期和患者身体状况决定。

▶ 放疗后还需要继续化疗吗？

放疗后是否需要化疗,由患者的病情和治疗效果决定。应在放疗后1个月进行全面的检查,依据患者的身体状况和检查结果综合评估,决定是否进行化疗。

▶ 何种情况下需要进行腔内放疗？

食管癌腔内放疗是指通过特殊的装置把放射源放置在食管腔内肿瘤所在的部位,从而达到通过放射线治疗肿瘤的目的。腔内放疗仅适合最大外缘浸润深度≤1.5cm 的肿瘤,肿瘤过大则达不到有效剂量。因此,腔内放疗通常仅作为体外放疗的补充手段。

▶ 早期食管癌可以进行放疗吗？

早期食管癌患者如果身体状况和心肺、肝肾功能等没有明显异常,应尽可能争取手术切除,也就是说,外科手术治疗是首选的治疗方法。如果患者因年龄大、心肺功能差等不能耐受手术,或者患者拒绝手术,可以选择放疗。

▣▶ 放疗一般需要多长时间?

放疗有一整套流程,放疗前首先要进行定位、靶区勾画、计划设计、计划审核通过、校位等,然后才能开始正式的放疗。放疗前的流程需5~10天。放疗一般每周5次(周一至周五每天一次,周六日休息),每次8~10分钟。整个放疗疗程需要6~7周,包括放疗前准备1周,连续放疗6周左右。

▣▶ 目前临床上应用的放疗技术有哪些?

食管癌放疗的照射包括体外照射和腔内照射两种。就放疗技术而言,有常规放疗和调强适形放疗。后者优于前者,但治疗费用较高。另外,还有诸如伽马刀、射波刀等技术可供选择,用于治疗实质脏器的转移灶。

▣▶ 高血压、糖尿病等疾病对放疗有影响吗?

高血压、糖尿病等内科疾病本身对放疗没太大影响,但如果这些疾病控制不佳,引发并发症,则会影响放疗。因此,在放疗期间应严格控制内科疾病,直至处于平稳状态,这样才能保证放疗的顺利实施。

▣▶ 放疗期间如何应对食欲下降?

放疗期间,如果能经口进食,需要均衡饮食,不要吃太硬、难消化的食物。饮食上遵循"三高一低"原则,即高纤维素、高蛋白、高热量、低脂肪,可食用鱼、肉、蛋、牛奶、蔬菜和水果等。应吃清淡的软食或半流质食物,少吃辛辣和刺激性较强的食物,尽量减少对食管黏膜的刺激。

治疗过程中如果出现进食困难,可尝试置入胃营养管和通过静脉输液补充足够的营养。随着放疗次数的增加,患者可能会出现食欲下降,这时可通过口服营养液、适当活动、改变饭菜的烹饪方法并辅以相应药物改善食欲。

▮▶ 放疗期间白细胞下降怎么办?

放疗期间白细胞下降是常见的副作用之一,主要是由放疗或化疗导致骨髓抑制所致。一般Ⅰ、Ⅱ度骨髓抑制不需要停止放疗,可口服升白细胞药物加以纠正;Ⅲ度以上骨髓抑制可皮下注射粒细胞集落刺激因子,配合口服升白细胞药物。根据患者的一般状况和治疗相关的其他并发症,酌情考虑是否终止放疗。

▮▶ 放疗期间出现干咳和吞咽疼痛怎么办?

放疗期间出现干咳一般为辐射引起的气管黏膜炎症反应。症状轻时多无须处理,如果症状较重,可服用止咳药、化痰药和进行雾化吸入治疗以帮助咳痰。

吞咽疼痛一般出现在放疗10次以后,是辐射损伤食管黏膜引起的放射性食管炎,并不是病情加重的表现,患者无须紧张。疼痛较轻时可应用表面麻醉剂或乳白鱼肝油等保护食管黏膜,同时避免吃过硬、热烫、辛辣食物;严重时可应用止痛药、静脉营养。放疗结束后,吞咽疼痛一般会逐渐缓解。

▮▶ 放疗期间出现咳嗽、憋气、发烧怎么办?

放疗期间或放疗后出现这些症状可能是发生了放射性肺炎,应及时就医检查。若确诊,需要输注抗生素并联合应用激素治疗;若出现了食管气管瘘或食管纵隔瘘,需要禁食水,并给予营养和抗感染治疗。

▮▶ 如何评价放疗效果?

一般在放疗结束后1个月评价食管癌放疗的近期疗效。可根据患者吞咽困难症状的变化来间接评估肿瘤体积的变化,如放疗前可进半流食,而放疗后可进软食或普食,说明肿瘤可能明显缩小。评估肿瘤大小的客观指标是胸部 CT 和钡餐造影检查,通过比较治疗前后肿瘤体积的变化,真实地反映肿瘤的治疗效果。

▮▶ 放疗后还会出现复发和转移吗?

食管癌放疗的照射野有一定的限制,部分患者放疗后还会出现复发和转移,所以放疗结束后应定期复查,监测疗效和病情变化,以便及早发现复发和转移。如果出现复发,需要积极就医。部分患者仍有进行手术治疗或再次接受放疗或化疗的机会。

▮▶ 何为热疗?

肿瘤热疗是利用热的生物效应治疗肿瘤,简而言之,就是通过各种加热技术和方法,使患者体内的肿瘤病灶温度升高到一定程度,从而杀灭肿瘤细胞的治疗方法。近 20 年来,该方法被认为是继手术、放疗、化疗、生物治疗之后的第五大肿瘤治疗方法。

▮▶ 何为食管癌的综合治疗?

食管癌的综合治疗是将多种治疗方法联合应用,以提高其治疗效果和减少治疗所带来的副作用。采用的综合治疗手段有外科手术、放疗、化疗、生物和免疫治疗、中医药治疗等。

▮▶ 综合治疗的原则是什么?

综合治疗应遵循的主要原则是:根据患者的身体状况、肿瘤的病理类型、侵犯范围、有无远处转移等情况,合理、有计划地综合应用现有的治疗手段,以获得最佳的治疗效果。

Ⅱ▶ 食管癌可否单独行中医药治疗？

中药在食管癌的治疗上有一定的作用，但那些宣传纯中药可以完全治愈各期食管癌的说法是靠不住的，盲目相信这些虚假宣传很危险。中药对早期食管癌的治疗可能有一定作用，但对晚期食管癌的治疗效果有限，只能略微改善一些症状，因为晚期食管癌不仅是局部病变，多已有广泛的转移。这时无论采用中医还是西医治疗均已无法治愈了，所以只能姑息性或对症治疗。

Ⅱ▶ 食管癌行中医药治疗的目的是什么？

中医治疗食管癌是进行整体调治，以扶正为重点。中药能提高机体的免疫功能，调动机体的抗癌因素，还有一定的促进造血功能和保护骨髓的作用。

当肿瘤被切除时，中药具有一定的促进机体康复、改善生活质量、提高存活率、降低病死率的作用；当肿瘤未被切除时，治疗主要针对肿瘤，同时兼顾增强机体免疫力。

Ⅱ▶ 中医药治疗可否替代其他治疗？

中医药治疗食管癌起效缓慢，需要治疗较长时间后才能显现出治疗效果，可以作为一种辅助治疗方法，但不能作为唯一的治疗方法，也不可替代其他治疗方法。临床上，食管癌患者的病情千差万别，治疗应因人而异，注重个体化治疗。

Ⅱ▶ 何为生物治疗？

生物治疗是指通过机体防御机制或生物制剂的作用来调节机体自身的生物学反应，从而抑制肿瘤生长的治疗方法。它是近年来在分子生物学、分子免疫学、肿瘤学等学科的基础上发展起来的一种新的癌症治疗方法。在 20 世纪 80 年代以后才确定了生物治疗癌症的地位。生物治疗的作用主要是提高癌症患者的全身免疫功能,继外科、放疗和化疗之后,生物治疗成为最有发展前途的一种重要的治疗肿瘤的手段。

▮▶ 生物治疗有哪些方法?

生物治疗分为四大类,即细胞治疗法、细胞毒素治疗法、基因治疗法和抗体治疗法。其主要特点包括:①生物活性功能多,均具有抗肿瘤、抗病毒和免疫调节活性;②作用范围广,在体外,这些生物制剂几乎对所有癌细胞都有抑制效应;③对机体的免疫功能有调节增强作用。

▮▶ 生物治疗有哪些优势?

生物治疗可通过补充或者刺激体内的生物反应调节物质来调动、完善和增强身体免疫功能,消除癌细胞并防止其复发和转移。首先行手术、放疗或化疗杀灭大量癌细胞后,使残存的细胞数降至最低,此时行生物治疗可激活免疫系统的生物学效应,最大限度地杀灭或抑制癌细胞。生物治疗本质上是生理性的,是一种比较理想的治疗癌症的方法。

▮▶ 生物治疗可否替代其他治疗?

目前,生物治疗已用于食管癌的治疗,但还只是一种辅助治疗方法。随着生物学技术的发展,生物治疗有望成为食管癌治疗的主要方法或最终根治方法。

▮▶ 何为基因治疗?

肿瘤基因治疗是指应用基因工程和细胞生物学技术将外来基因导入体内,修复或补充失去正常功能的基因,抑制体内某些基因的过度表达,从而达到治疗的目的。目前,基因治疗还处于临床试验阶段,其效果还有待进一步证实。

▶ 何为 DC-CIK 治疗？

DC 细胞是体内最强大的抗原呈递细胞，可以诱导体内特异性免疫来杀伤肿瘤细胞。如果能通过患者的肿瘤组织获得特异性肿瘤抗原，就能培养出成熟的 DC 细胞，从而诱导特异性肿瘤杀伤作用。CIK 细胞是细胞因子诱导的杀伤细胞，可以直接杀伤肿瘤细胞。肿瘤患者体内的 DC 细胞或免疫杀伤细胞数量不足，导致功能受到抑制，肿瘤的发生、转移和复发都与此密切相关。可以通过血液分离的方法获得部分细胞进行体外培养扩增，再次回输给患者来发挥其杀伤作用。

▶ 何为免疫治疗？

免疫治疗是指针对机体功能低下或亢进的免疫状态，人为地增强或抑制机体的免疫功能以达到治疗疾病的目的。免疫治疗适用于多种疾病。肿瘤的免疫治疗旨在激活人体免疫系统，依靠自身免疫功能杀灭癌细胞和肿瘤组织。与手术、放疗、化疗和靶向治疗不同，免疫治疗针对的靶标不是肿瘤细胞和组织，而是人体的免疫系统。

▶ 食管癌免疫治疗的效果如何？

食管癌的免疫治疗是一种相对比较新的治疗方法，在临床上取得了一定的治疗效果，也给食管癌患者的生存带来了新的希望。

▶ 食管癌免疫治疗有哪些副作用？

一般情况下，食管癌免疫治疗的副作用较小，对患者造成的伤害也小。大多数患者都能较好地耐受，但有时也会引起一些较严重的副作用，如免疫性肠炎、免疫性肝炎、免疫性垂体炎和皮肤损害，还可能引起免疫性肺炎、肾炎、胰腺炎和神经系统炎症等。程度轻重不一，因人而异。

▚▶ 何为食管癌支架治疗？

当食管癌患者因严重的梗阻影响进食且无法手术时，可在肿瘤部位置入支架，将狭窄的食管腔撑开，改善患者进食，从而改善患者的营养状态，提高生活质量。

▚▶ 哪些情况下适合进行支架治疗？

食管支架置入是治疗晚期食管癌常用的方法，也是一种有价值的对症治疗方法。食管癌支架置入主要适用于以下疾病。

（1）肿瘤引起食管重度狭窄，进食极为困难，并已失去手术机会或患者拒绝手术。

（2）肿瘤引起食管－气管瘘或食管－纵隔瘘。

（3）良性病变出现食管破裂、瘘，保守治疗失败或不能耐受外科手术治疗。

（4）食管良性狭窄反复扩张效果不佳者。

有些情况则不适合支架置入治疗，如凝血功能障碍未能纠正、严重心肺功能衰竭、严重恶病质状态、重度食管胃底静脉曲张。

▚▶ 支架治疗有何并发症？

支架治疗是有创治疗，在支架放置的过程中和置入后可能会引起一些并发症，归纳起来主要有以下四个方面。

（1）术后胸骨后疼痛，主要是由食管扩张器损伤和网状支架持续性刺激所致，也可能是因胃－食管反流引起的胸骨后烧灼样疼痛。疼痛程度轻重不一，大多数患者能够耐受，无须特殊处理。

（2）消化道出血，一般是由支架放置过程中狭窄处撕裂所致，出血量不一，可酌情处理。

（3）胃－食管反流，多发生于下段食管癌和贲门癌。

（4）支架移位和梗阻。

▊▶ 为何食管癌需要进行综合治疗？

目前认为，食管癌的治疗应以外科手术切除为主，结合放疗、化疗、生物治疗和中医药治疗等综合治疗。这是因为以局部治疗为主的手术和放疗对于Ⅱ期以上食管癌患者的远处转移病灶无效，而属全身治疗的化疗、生物治疗和中医药治疗对肿瘤中心部位血液供应不足的癌细胞也无法达到彻底消灭的作用。因此，多主张采用综合治疗，综合治疗集中了各种肿瘤治疗手段的优点。多种肿瘤方法同时或先后应用，应根据病变的大小、部位及患者的全身状况来决定。

▊▶ 何为射频治疗？

射频治疗是肿瘤治疗的一项新技术，利用电磁波生物学热效应发挥治疗作用，使组织脱水、干燥和凝固坏死，从而达到治疗的目的。根据器械设备和治疗的目的不同，射频治疗可分为早期食管癌的根治治疗和中晚期食管癌的减症治疗。

近年来，球囊射频消融治疗早期食管癌和癌前病变有较好的发展前景，尤其是在治疗多发、病程较长或累及食管全周的中期食管癌及癌前病变方面有明显的优势。

增加射频能量产生的热效应也可引起肿瘤组织坏死。对于晚期食管癌有梗阻症状者，可利用这一特性进行管腔再通，从而改善患者进食，提高其生活质量。

▊▶ 何为食管癌的分子靶向治疗？

分子靶向治疗是指针对特定靶点的抗肿瘤治疗，这些靶点常常是在肿瘤生长增殖过程中有重要作用的细胞内分子物质，例如，表皮生长因子受体（EGFR）、血管内皮生长因子受体（VEGFR）等。针对这些靶点进行药物治疗,相比传统化疗药物更能"精确制导",减少对正常组织的毒性。

为何分子靶向治疗前需要进行基因检测?

靶向治疗是用靶向药物对肿瘤细胞进行精准打击,需要肿瘤患者的细胞具有有效的作用靶点。由于突变率低,没有合适的靶向药物可用,而且靶向药物价格昂贵,为了防止不必要的经济损失和延误病情,所以国家规定应用靶向药物治疗之前必须做基因检测。

食管癌分子靶向治疗药物有哪些?

目前用于治疗食管癌的靶向治疗药物主要有贝伐珠单抗、西妥昔单抗、厄洛替尼、曲妥珠单抗等。可单药应用,也可与化疗药物联合应用,但这些靶向药物的应用未能取得明显的生存获益。

分子靶向治疗有何副作用?

分子靶向治疗也有一些副作用,主要有两种。

(1)皮疹:可表现为局部性的,也可表现为全身性的。局部性皮疹为甲沟炎。全身性皮疹表现为皮肤红肿,严重时可有口腔溃疡等。

(2)腹泻:表现为大便次数增多,不成形,有时会出现腹痛。其他不良反应有血压升高、出血等。

不良反应程度轻重不一,因人而异。有时需要辅助药物干预,严重时需要停止靶向药物治疗。

食管小细胞癌有什么特性?

食管小细胞癌是一种非常罕见的食管恶性肿瘤,一般认为它来自食管黏膜上皮中的 APUD 细胞,属于神经外胚叶源性肿瘤。也有学者认为它与食管鳞状细胞癌、腺癌一样都来源于食管黏膜的原始多潜能干细胞。目前认为食管小细胞是以食管表现为主的全身性疾病,恶性程度高,极易发生远处器官转移。化疗近期效果较好,但易复发。即使进行了彻底的手术切除,术后也易复发和血运转移,预后极差,生存期仅1年左右。

▮▶ 食管小细胞癌有什么治疗方法?

目前食管小细胞癌还没有标准的治疗方法,一般认为应采取化疗为基础的综合治疗模式。对于没有脏器转移的食管小细胞癌,可以先化疗后放疗或手术治疗;对于广泛期食管小细胞癌,应该先进行化疗,待时机合适再选择放疗或其他治疗手段。

▮▶ 治疗食管小细胞癌的药物有哪些?

常用的食管小细胞癌的一线治疗药物有依托泊苷(VP-16)和铂类(顺铂、卡铂)等。当一线治疗失败后,可考虑应用二线治疗,主要药物有紫杉醇、拓扑替康、伊立替康、吉西他滨等。复发时间距首次治疗时间大于6个月者,可继续采用原有化疗方案进行化疗。

▮▶ 食管小细胞癌化疗效果如何?

食管小细胞癌是食管癌中比较特殊的一种病理类型,恶性程度高,极易发生淋巴和血运转移。因此,一般将其视为以肺部表现为主的全身性疾病。食管小细胞癌对化疗较为敏感,近期效果较好,但极易复发,总体上较其他类型的肺癌治疗效果差。

▮▶ 食管小细胞癌应进行几个周期化疗?

化疗的周期数要根据化疗效果和患者的耐受性综合考虑,一般每6~8个周期进行一次影像学复查和评估。若化疗有效,可继续原方案行2~3个周期化疗,待时机合适可考虑放疗等综合治疗手段。

▮▶ 何为疼痛？

疼痛是一种与真实或潜在的组织损伤相关联的感受。疼痛其实是人体对一些不良现象发生反应的表现。当正常人的机体出现疼痛时，说明身体出现了问题，应给予关注，疼痛起到了警示作用。当癌症患者的机体出现疼痛时，说明病情可能有新的变化，提示应该进行必要的检查并给予适当的处理。

▮▶ 疼痛产生的机制是什么？

疼痛是由疼痛感受器、传导神经和疼痛中枢共同参与完成的一种生理防御机制。物理刺激因素、组织损伤和炎症引起的化学刺激因素，以及前列腺素、缓激肽、5-羟色胺、组胺、钾和氢离子等致炎因子刺激神经末梢（感受器）可引起疼痛。冲动沿周围神经传到脊髓背角，在脊髓背角利用各种神经递质，通过脊髓丘脑束的神经突触传至脊髓，再通过脑干到达背侧丘脑。在脊髓丘脑处，冲动传到大脑皮层的各个区域，因而产生疼痛的感受及反应。

▮▶ 癌痛对患者有何影响？

癌痛是癌症疼痛的简称。不同人对同一种刺激的反应各不相同，所以对食管癌患者来说，有无疼痛、程度如何，也因人而异。

癌痛是导致癌症患者身体和情绪障碍的重要原因。有癌痛的患者往往食欲差，行动不便，心情郁闷，生活质量严重下降。绝大多数患者在整个治疗过程中会发生癌症相关性疼痛。剧烈、持久的癌痛会使患者失去生活下去的信心，严重影响治疗效果。所以，癌痛已成为癌症患者抗癌战争中的另一个"敌人"。

▐▶ 癌痛可分为几类？

临床上，癌痛可分为四类。

(1)疼痛由癌症本身引起。这类疼痛最为常见，占 70%~80%。肿瘤累及或压迫神经组织、骨骼或胃、肠等空腔器官及肝、肾等实体器官的管道，可造成梗阻、血管阻塞或受累、黏膜受累或溃疡、颅内压升高等。治疗以抗肿瘤、姑息治疗及止痛治疗为主。

(2)疼痛与肿瘤相关，但并非由肿瘤直接引起。这类疼痛约占 10%，如恶病质等因素造成活动障碍、压疮、肌痉挛等引起的疼痛。治疗以止痛和对症治疗为主。

(3)疼痛与治疗有关。这类疼痛占 10%~20%，是由一些有创性诊断和治疗措施，如各种穿刺、手术、放疗和化疗等直接或间接引起。治疗以止痛和对症治疗为主。

(4)疼痛与肿瘤无关。这类疼痛约占 8%，是由其他疾病如骨关节炎、风湿病、痛风等引起。治疗时以原发病治疗为主。

▐▶ 食管癌的疼痛有何特点？

食管癌的疼痛除了有癌痛的一般特性外，还有其自身的特点。食管癌常表现为进食时胸骨后有针刺样疼痛感，或吞咽食物时有牵拉样疼痛感。如果患者未进食但胸骨后有明显的疼痛，则说明局部病变较为严重，可能已经累及食管外其他脏器和神经。

▐▶ 如何评估患者的疼痛程度？

临床上一般采用两种方法评估患者的疼痛程度，即自我评估法和数字分级法。

自我评估法根据患者睡眠是否受影响可以分为轻、中、重三级。疼痛可耐受，不影响睡眠和正常生活，为轻度疼痛；疼痛明显，不能耐受，影响睡眠,需要服用止痛药,为中度疼痛;疼痛剧烈,难以耐受,严重影响睡眠,并伴有自主神经功能紊乱或被动体位,需要服用止痛药物,为重度疼痛。

数字分级法是用0~10分代表不同程度的疼痛。0分为无痛,10分为最剧烈的疼痛,也就是患者曾经感受到或想象到的最剧烈的疼痛。医生可让患者自己圈出一个最能代表其疼痛程度的数字。一般完全无痛为0分;轻度疼痛为3分以下;中度疼痛为3~6分;重度疼痛为7~10分。

▌▶ 患者和家属应怎样向医生反映疼痛?

疼痛是一种不良的相关感受,往往会导致患者精神上的变化,造成消极影响。抑郁、焦虑、谵妄的发生率随着身体衰弱和疼痛程度的加重而增加。患者应积极主动地向医生反映疼痛症状,不要忍耐,也不要过分夸张,这样有助于医生及时做出正确的判断并给予适当的治疗。患者家属在安慰患者的同时,还要及时与医生沟通,如实反映患者的症状变化。

▌▶ 疼痛治疗的目的是什么?

疼痛治疗的目的是持续、有效地消除疼痛,限制药物的不良反应,将疼痛及治疗带来的心理负担降到最低,最大限度地提高患者的生活质量。

▌▶ 癌痛的综合治疗包括哪些方面?

(1)抗肿瘤治疗:包括放疗、化疗及手术治疗等。

(2)抗感染治疗:对于感染有关的疼痛效果较好。

(3)药物治疗:包括应用非甾体类、弱阿片类、强阿片类药物,以及辅助用药。

(4)其他治疗:包括物理治疗、心理治疗、介入治疗和精神关怀等。

▮▶ 临床上常用的止痛方法有哪些？

临床上常用的止痛方法大体上可分为三大类，即药物治疗、非药物治疗和联合治疗，其中药物治疗是基础。

(1)药物治疗：包括内服药物、外用药物和注射药物等。

(2)非药物治疗：包括针灸、穴位按摩、手术、放疗、介入治疗等。

▮▶ 止痛治疗的原则是什么？

癌痛的止痛治疗应遵循世界卫生组织(WHO)制定的 5 大原则，即按阶梯给药、口服给药、按时给药、个体化用药和注意具体细节。WHO主张给予癌痛患者允分的止痛治疗，制定了三阶梯止痛治疗方案和5大用药原则。

▮▶ 何为按阶梯给药？

依据患者的疼痛程度给予相应阶梯的止痛药，即为按阶梯给药。此外，还应注意用药以口服为首选，并按规定的时间有计划地用药。药量因人而异，并由小到大直至患者疼痛完全消失。密切观察用药反应，评估疗效和副作用，使疗效和毒性之间达到一个最佳平衡。

▮▶ 阿片类药物的临床分类如何？

阿片类药物临床上可分为两类：强阿片类药物和弱阿片类药物。前者主要包括吗啡、芬太尼、美沙酮、哌替啶、埃托啡、羟考酮。后者包括可待因、二氢可待因、曲马朵等。

▮▶ 阿片类药物的作用机制是什么？

疼痛刺激使感觉神经末梢兴奋并释放兴奋性递质，该物质与接受神经元上的受体结合，将痛觉传入脑内。奥普拉药物与感觉神经元上的阿片受体结合,抑制兴奋性递质的释放,从而防止痛觉传入脑内。

▮▶ 癌症患者使用麻醉药品止痛会成瘾吗?

药物的作用与机体的功能状态有关,机体在正常和不良状态下对药物的反应有所不同。癌痛患者中枢神经系统中存在强烈的疼痛病灶,在这种病理状态下使用阿片类药物可使其镇痛效力得到充分发挥,而欣快感则处于非常次要的位置。此外,对慢性癌痛患者应用吗啡控释、缓释口服制剂,可使药物在胃内缓慢释放吸收,并且能在较长时间内保持较稳定的镇痛浓度,而不会造成血液浓度迅速上升引起欣快感。因此,口服阿片类药物是安全的,不易成瘾。

▮▶ 阿片类药物服用过量或中毒有哪些表现?

(1)三联征:昏迷、瞳孔极度缩小(针尖样瞳孔)和极度的呼吸抑制是吗啡中毒的典型表现,但缺氧时瞳孔可显著扩大。

(2)其他症状:呼出的气体有阿片味,肌张力先增强后弛缓,多汗,尿潴留;当脊髓反射增强时,可出现肌肉抽搐、惊厥、牙关紧闭、角弓反张等;生命体征改变,如患者表现为呼吸浅慢、叹息样呼吸、潮式呼吸、肺水肿、发绀、瞳孔极度缩小、进入昏迷状态,继而出现休克表现等。

▮▶ 阿片类药物有哪些常见的不良反应?

阿片类药物的副作用在不同时期有所差异。

(1)服药初期的不良反应:恶心、呕吐、头晕、谵妄及步态不稳等。

(2)服药后短时间的不良反应:便秘、恶心、呕吐、头晕、口干等。

(3)较少出现的不良反应:尿潴留、多汗、肌阵挛等。

▮▶ 阿片类药物常见不良反应的处理原则是什么?

(1)对便秘以外的不良反应,患者都会逐渐耐受。可使用最大剂量的非阿片类药物和非药物方式进行镇痛治疗,以减少阿片类药物的使用剂量并治疗阿片类药物的副作用。如果不良反应持续存在,可考虑阿片类药物转换。

(2)有必要进行多系统评估。

(3)要认识到疼痛很难单独进行治疗,应将症状视为促进因素进行评估。

▍▶ 何为便秘？

便秘是指伴有排便困难和不适感的大便次数减少,一般每周大便少于3次,评估时必须将患者过去的肠排空模式考虑在内。近50%的肿瘤患者和超过3/4的晚期疾病患者可发生便秘。便秘在女性和老年患者中更常见。

▍▶ 便秘有何不良后果？

腹部不适或疼痛、食欲减退、恶心或呕吐、直肠裂伤或撕裂、痔疮感染、肠内部裂伤及因便秘而不愿意或拒绝使用阿片类镇痛药,可导致疼痛控制不良和生活质量降低。

▍▶ 评估便秘有哪些项目？

(1)全面的病史评估和体格检查:包括肿瘤区域及患者对过去和现在治疗的理解。

(2)过去肠排空模式:频率、数量和时间。

(3)最后一次大便:时间、数量、形状、颜色、是否出血。

(4)是否有腹部不适:疼痛、腹部膨隆、腹胀、排气过多、直肠胀满等。

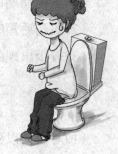

(5)饮食模式的改变:食欲的变化。

（6）每日摄入液体的数量和饮料种类。

（7）过去常用的缓泻剂和灌肠剂的应用方式及效果。

（8）最近是否有症状的变化。

（9）患者对饮料、水果和纤维素摄入的理解和实际做法。

▶▶ 食管癌患者便秘的常见原因及处理方法有哪些？

（1）阿片类药物的应用。这类药物可致结肠、回肠不产生推进性运动，使大便在直肠内停留时间延长，水分过度吸收，大便干燥产生便秘。治疗阿片类药物相关便秘最主要的方法是在应用阿片类药物的同时需要同步使用缓泻药。

（2）某些化疗药物的应用，如长春新碱可破坏结肠肌肉神经丛，使患者产生严重的便秘。临床上可将化疗药与缓泻药联合应用，以预防化疗药物引起的便秘。

（3）放疗。

（4）生活方式改变，如饮食改变、情绪低落、活动减少和虚弱等，可导致排便无力，引发便秘。

▶▶ 便秘患者有哪些非药物干预方式？

非药物干预包括膳食纤维的摄入、增加饮水、建立饮食规律、增加活动。血小板减少者应同时结合药物治疗，避免肛诊或灌肠导致肛门或直肠出血或脓肿。如果必须行肛诊检查，操作应轻柔，并应用足量的润滑剂。

▶▶ 何为腹泻？

腹泻时大便变为水性，每日大便多于 300mL，大便次数增加，每日多于 3 次。特别是大便排出的量过大，突然发生，持续 7~14 天，或者是慢性，持续时间超过 2 周。

▐▶ 食管癌患者腹泻的原因是什么？

最常见的原因是放疗、化疗，尤其是在使用某些化疗药物时。

▐▶ 评估腹泻有哪些项目？

（1）病史评估：过去的排泄物形态、肿瘤的情况、药物的应用、饮食情况和其他因素。

（2）体格检查评估：表现的症状和体征、腹部及直肠情况、脱水状况。

（3）实验室检查评估：水、电解质的平衡状态，全血细胞分析以判断是否有感染发生，粪便病原学检查等。

▐▶ 腹泻患者出现哪些情况应立即就医？

（1）发热或寒战。

（2）口渴、脉搏快速。

（3）眩晕伴或不伴心悸。

（4）严重的绞痛或直肠痉挛。

▐▶ 恶心如何分级？

临床上一般将恶心分为四级。

（1）0级：没有。

（2）1级：可以经口进食。

（3）2级：经口进食显著减少。

（4）3级：没有明显进食，需要静脉补液。

▐▶ 呕吐如何分级？

临床上一般将呕吐分为五级。

（1）0级：没有。

（2）1级：经过预防治疗，24小时内发生一次呕吐。

（3）2级：经过预防治疗，24小时内发生2~5次呕吐。

（4）3级：经过预防治疗，24小时内发生6次或以上呕吐，需要静脉补液。

（5）4级：需要胃肠外营养或者密切观察生命体征，或发生血流动力学改变。

▶ 引发食管癌患者恶心、呕吐的主要原因是什么？

多种原因可引发食管癌患者恶心、呕吐，归纳起来主要有以下几个方面。

（1）与治疗相关的因素，如化疗及其伴发病的治疗等。

（2）与疾病本身相关的因素，如癌症引发的肠梗阻或脑转移等。

（3）心理因素，如焦虑、疼痛、压力等。

▶ 癌痛治疗中常存在哪些误区？

（1）使用非阿片类药物更安全。

（2）疼痛剧烈时使用止痛药。

（3）止痛治疗使疼痛部分缓解即可。

（4）当使用阿片类药物出现呕吐、镇静等不良反应时，应立即停用阿片类药物。

（5）哌替啶是最安全、有效的止痛药。

（6）终末期癌症患者才能用最大耐受剂量的阿片类止痛药。

（7）长期使用阿片类止痛药会成瘾。

（8）阿片类药物如果广泛使用，必然造成滥用。

（9）一旦使用阿片类药物，就可能需要终身服药。

（10）麻醉药品管理麻烦，因此品种越少越好。

▶ 何为患者自控镇痛（PCA）？

PCA 是指在感觉疼痛时由患者自己按压启动键，通过由计算机控制的微量泵向体内注射预定剂量的药物，从而达到止痛目的的给药方法。PCA 的特点是在设定的范围内，患者自己按需调控注射止痛药的时机和剂量，达到镇痛的个体化治疗目标。

▶ PCA 如何分类？

PCA 应用的广泛性在某种程度上超出了人们的预料。静脉自控镇痛不仅可以满足不同患者的镇痛要求，而且可以通过肌肉、胃肠道、皮下或椎管内等多种给药途径应用 PCA 技术，其优势各不相同。PCA 主要分为自控静脉给药（PCIA）、自控硬膜外给药（PCEA）、皮下注射（PCSA）和周围神经阻滞（PCNA）四种，其中 PCIA 和 PCEA 临床上最常用。

▶ PCA 有哪些适应证？

PCA 最初主要用于术后疼痛和癌性疼痛的治疗，随着 PCA 设备的不断完善和改进，以及医患对疼痛治疗的重视，PCA 的应用范围越来越广，并取得了较好的效果。其适应证归结起来有以下几个方面。

（1）术后急性疼痛。

（2）内科疼痛：癌性疼痛、心绞痛。

（3）分娩期间及剖宫产术后镇痛。

（4）危重患者的镇静与镇痛。

▶ PCA 有哪些禁忌证？

（1）对镇痛药过敏或有严重不良反应。

（2）病情不稳定，缺乏自控能力。

（3）既往有吸毒史或不当用药史。

▶ PCA 有何优点？

临床研究证明，与普通的镇痛方法相比较，PCA 具有诸多优点，如使用简便、安全可靠、副作用小等。具体表现为以下几个方面。

（1）镇痛效果确切、迅速、持续时间长，能提高患者的生活质量，减少并发症发生，促进患者康复。

（2）用药量小，成瘾性弱，药物配伍灵活，副作用小，对患者生理影响小，安全可靠。

（3）用药起效快，作用时间长，血药浓度稳定。

（4）镇痛是经 PCA 泵给药，操作简单易学，而且镇痛泵固定方便，无须限制体位，可自由活动。

（5）镇痛泵装置全封闭，按无菌技术操作，减少了医源性感染及致热原入侵引起的发热反应，降低了感染概率。

（6）减少了临床医护人员的工作量。

▶ 何为胸腔积液

胸腔积液应该称为胸膜腔积液。正常人胸膜腔内有 3~15mL 液体，在呼吸运动时起润滑作用，但胸膜腔中的积液量并非是固定不变的。即使是正常人，每 24 小时也有 500~1000mL 的液体形成与吸收。胸膜腔内液体自毛细血管的静脉端再吸收，其余的液体由淋巴系统回流至血液，滤过与吸收处于动态平衡。如果全身或局部病变破坏了这种动态平衡，可使胸膜腔内液体形成过快或吸收过慢，最终造成胸膜腔内液体过多，则称为胸腔积液。由恶性肿瘤引起的胸腔积液称为恶性胸腔积液。

▶ 恶性胸腔积液有哪些临床表现？

恶性胸腔积液除了具有原发恶性肿瘤的表现之外，还常有呼吸困难、发绀、咳嗽、疼痛等临床表现；有时也可出现咯血、发热和吞咽困难等。

大量胸腔积液叩诊检查时呈实音,胸片示患侧胸腔呈大片不透光区。

▶ 恶性胸腔积液有哪些主要处理方法?

恶性胸腔积液一经确诊,说明原发肿瘤已属于晚期,病情较为严重。如果胸腔积液量很少,可暂时观察,视病情变化采取相应的治疗措施;如果积液量大并引起明显的临床症状,则应及时处理。除了治疗原发病和一系列症状之外,还需要及时行胸腔引流,减轻症状。待积液排出后,可向胸腔内注射能引起胸膜粘连或杀灭肿瘤细胞的药物,以期能抑制胸腔积液的再发。

▶ 恶性心包积液有哪些临床表现?

恶性心包积液主要表现为心脏压迫症状,如心力衰竭、呼吸困难、端坐呼吸、心悸、头晕、颈静脉怒张,多数同时伴有胸腔积液。体格检查可有心包摩擦音、心动过速、心音遥远、心律失常、奇脉、心脏浊音区扩大、颈静脉怒张、肝大、腹腔积液或下肢水肿等。

▶ 何为上腔静脉综合征?

上腔静脉为一薄壁、低压的大静脉,周围有相对较硬的组织,如胸骨、气管、右侧支气管、主动脉、肺动脉、肺门和气管旁淋巴结等。这些部位的肿瘤压迫上腔静脉可引起的一系列症状,称为上腔静脉综合征。

▶ 上腔静脉综合征有哪些临床表现?

上腔静脉综合征的临床表现是一组症候群,主要表现为呼吸困难、颜面及颈部水肿、颈浅静脉怒张、躯干和上肢水肿、胸痛、咳嗽、咳痰、声音嘶哑、头晕、意识障碍等。

何为癌症相关性疲乏（CRF)?

CRF 是一种持续性的、主观的疲劳感觉。与癌症或癌症治疗有关,而与近期的活动无关。与正常人的疲乏相比,CRF 更容易令人情绪低落,并且不可能通过休息和睡眠来缓解, 甚至会干扰正常生活。

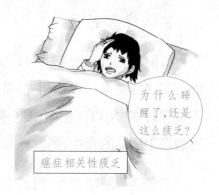

为什么睡醒了,还是这么疲乏?

癌症相关性疲乏

引起 CRF 的病因有哪些?

经大量临床观察和研究, 最终发现有 7 种因素可能是引起乏力症状的原因。这些因素包括疼痛、抑郁、睡眠障碍、贫血、营养状态、运动水平和其他并发症。

CRF 是如何发生的?

目前,CRF 的病理生理机制还不十分明确。其可能的机制包括:肌肉代谢产物的异常堆积、细胞因子的产生、神经和肌肉功能的改变、腺苷三磷酸（ATP）合成异常、5-羟色胺调节异常及迷走神经传入冲动异常。这只是一种可能的机制,确切的发生机制还需要进一步研究。

对食管癌患者而言,营养越好肿瘤长得越快吗?

这种说法是错误的。患者饮食平衡、营养状态良好,可以为各种治疗提供基本的条件,治疗效果和预后也会更好。但是,饮食不足和营养过剩均属于营养不良,不利于患者的康复。因此,肿瘤患者应注重膳食平衡,需要多少补多少,缺什么补什么。营养支持需要考虑适应证,只有存在严重的营养不良或营养风险的患者才能进行营养支持。不可刻意限制营养物质的摄入,以达到"饿死"肿瘤细胞的目的。也不可无节制地进食过多的营养素,以免造成营养过剩。

▶ 食管癌患者需要忌口吗?

目前没有可靠的证据可以证明所谓的"发物"与食管癌的发生和发展有明确的关系,"食物相克"学说也多无科学依据。临床上,医生一般不提倡过多"忌口",但应限制或避免经流行病学研究已经证实会增加肿瘤发生风险的食物,如发霉的食物、熏腌制品及含乙醇的饮料等。

▶ 食管癌患者需要服用保健品吗?

保健品是一类具有特定功能或以补充维生素、矿物质为目的的食品,适用于特定人群,具有调节生理节律、预防疾病和促进康复等功能。康复期的肿瘤患者可适当服用一些具有提高免疫力、改善胃肠道功能、缓解疲劳等功效的保健品。但需要注意,康复期进补宜长期缓补,不以治疗为目的,保健品不能取代药物的治疗作用。患者的进补应在医生或营养师的指导下进行。

▶ 食管癌患者需要补充多种维生素吗?

要鼓励食管癌患者尽量多进食。对于进食困难或进行放疗、化疗的患者,首先推荐摄入多种新鲜果蔬(如苹果、哈密瓜、猕猴桃、木瓜、胡萝卜、西红柿、西兰花等),而非大量补充维生素制剂。只有当进食不足或已发生营养缺乏时,才需要适量补充多种维生素和微量元素制剂。

▶ 何为营养支持治疗?

营养支持治疗是通过肠道内或肠道外(静脉)途径,为患者提供全面的机体所需的各种营养物质,以达到预防或治疗营养不良的目的。营养支持治疗分为肠内营养(EN)和肠外营养(PN)两种。

▮▶ 如何选择营养支持治疗的途径？

对于需要进行营养支持治疗的患者，应首选肠内营养。对于能经口进食的患者，鼓励其口服营养制剂。如果患者不能经口进食或进食不足，可以进行管饲营养支持。只有当经由肠内途径无法满足能量需要时，才考虑联合或完全使用肠外途径进行营养支持。

▮▶ 哪些患者禁忌行营养支持治疗？

虽然营养支持治疗可预防或治疗营养不良，但临床上并非所有的食管癌患者都适合行营养支持治疗。

有下列情况者应禁忌给予肠内营养支持。

(1)由严重感染及手术后肠麻痹等所致的重度功能障碍。

(2)小肠疾病引起严重腹泻。

(3)完全性肠梗阻。

(4)高流量小肠瘘。

有下列情况者应禁忌给予肠外营养支持。

(1)患者消化道功能正常并可利用。

(2)预计完全肠外营养(TPN)支持的时间少于5天。

(3)重度糖耐量降低或肝性脑病患者。

(4)原发病需要立即进行急诊手术者，不宜勉强于术前行 TPN 支持治疗。

▮▶ 肠外营养支持有哪些常见的并发症？

长时间的肠外营养支持治疗也可造成一些并发症，主要包括以下几个方面。

(1)与导管相关的并发症,如感染、血栓形成、导管堵塞、导管脱落等。

(2)TPN 引起肝功能损伤。

（3）水、电解质和酸碱平衡及代谢紊乱。

（4）微量元素缺乏等。

▌▶ 哪些因素可影响食管癌的治疗效果？

食管癌的治疗效果主要取决于以下几种因素。

（1）确诊时肿瘤分期的早晚。分期越早，治疗效果越好，复发转移的概率越小，患者的生存时间越长。

（2）治疗方法选择的正确与否。患者确诊后，应找专业的医生进行治疗。医生会根据患者的情况进行综合分析，全面评估，选择最适合的治疗方法，这样才能取得最佳的治疗效果。

（3）患者的年龄、患病时的身体状况、体质及营养状况等。

（4）是否患有其他疾病及疾病的严重程度等，都会影响患者能否接受相应的治疗，以及能否完成治疗。

▌▶ 食管癌术后何时开始复查？

建议食管癌患者在手术后的 1~3 个月开始第 1 次复查；术后第 1 年，一般每 3 个月复查 1 次；术后第 2~3 年，每 6 个月复查 1 次；此后每年至少复查 1~2 次。

如果有任何不适或出现新的异常表现，不应受上述复查频次的限制，应及时就诊。

▌▶ 术后复查需要做哪些检查？

食管癌患者术后复查一般需要做下列检查。

（1）食管钡餐造影：主要了解食管–胃吻合口是否有狭窄，食管和胃是否有异常改变等。

（2）胸部 CT 检查：了解胸腔术后改变、是否有胸腔积液、胸腔有无异常、双肺有无新发病灶（转移灶）、纵隔内有无肿大淋巴结、吻合口局部食管壁是否增厚、肝和肾上腺有无转移等。

（3）超声（腹部和颈部）检查：了解肝、胆、胰、脾、双肾和肾上腺有无异常（如肝转移、肾上腺转移），腹腔淋巴结是否肿大，以及双侧锁骨上区有无淋巴结肿大。

（4）血液检查（生物化学检查、血常规检查）和尿常规：了解身体营养、肝肾等主要脏器的功能状态及肿瘤标志物的变化。

（5）必要时还要进行胃镜检查、超声内镜检查、全身骨同位素扫描、颅脑磁共振成像（MRI）、全身正电子发射断层扫描（PET-CT）等检查。

▶ 食管癌患者治疗一段时间后出现喑哑、咳嗽可能是何原因？

食管癌患者手术和（或）放、化疗后，过一段时间出现喑哑或咳嗽，可能是发生了复发或转移。复发或淋巴结转移可侵犯或压迫喉返神经，引起声带麻痹，从而出现声音嘶哑、进食和喝水时呛咳。

发生淋巴结转移后，肿大的淋巴结压迫气管、支气管，引起咳嗽、咳痰，导致呼吸困难且进行性加重。

如果患者出现喑哑、咳嗽等症状且经内科治疗效果不佳，则应该怀疑肿瘤复发或淋巴结转移，应及时就诊，争取早期发现、早期治疗。

▶ 患者术后发现淋巴结或其他部位转移该如何处理？

常见的淋巴结转移部位为纵隔内、双侧食管上方和腹腔淋巴结；常见的远处转移部位主要为肺、骨、肝和脑等器官。因发生转移的部位不同，产生的症状也各异，其治疗方法的选择也不同。当发现有广泛的淋巴结转移和远处器官转移时，多采用全身化疗；有肝转移时，可先进行介入治疗，再进行全身化疗；脑转移者可以做脑部放疗，而后化疗；骨转移者需要进行全身化疗；疼痛者可用双膦酸盐类药物，也可应用局部放疗止痛，从而改善生活质量；对于孤立的纵隔淋巴结转移，可考虑应用射波刀等进行治疗。

▮▶ 食管癌可以预防吗?

国内外肿瘤防治研究表明,肿瘤控制与预防可以降低肿瘤的发病率和病死率,治疗仅能降低病死率。具体来说,可以采取以下措施减少食管癌的发病率。

(1)消除病因:因为食管癌的病因至今尚不明确,所以一级预防在实践上较为困难,但是改变不良的生活习惯,如戒烟、戒酒、避免进食过烫的食物、减少粗糙食物的摄入,可以减少患食管癌的风险。

(2)应用药物:积极治疗食管的癌前病变,阻断癌变的发生,是目前降低食管癌发病率和病死率的有效途径。如在发现食管炎后给予积极治疗,可以避免食管黏膜损伤和癌变。

(3)应用简便、可靠的筛检和诊断方法:在高危人群中开展以早期发现、早期诊断、早期治疗为目的预防性普查,不仅可以进一步提高治愈率,降低病死率,还可以发现大量食管癌癌前病变患者,为预防提供重要信息。

▮▶ 食管癌患者在饮食上应注意什么?

食管癌属于消化性疾病,患者的营养不均衡、营养不良在治疗中和治疗后较为常见。所以,食管癌患者在日常生活中要注意营养合理,食物尽量多样化,多吃高蛋白、高维生素、低动物脂肪、易消化的食物及新鲜水果、蔬菜,不吃变质或刺激性食物,尽量少吃熏、烤、腌泡、油炸和过咸的食物,主食应粗细搭配,以保证营养平衡。

具体来说,在为癌症患者准备日常食物时,应尽可能做到以下几点。

(1)口味好:癌症患者食欲较差,尤其是在治疗的过程中食欲往往更差,只有改善食物的口感,才能增加患者的食欲,进而增加进食量。

(2)含有丰富的蛋白质和氨基酸:这样可以维持机体的活力和提高

机体的免疫力。

（3）富含抗癌成分：食物要有丰富的微量元素，如硒、有机锗等。

总之，应尽可能为患者提供美味、营养丰富、易消化和吸收的食物。

▮▶ 哪些疾病是食管癌的癌前病变？

目前普遍认为慢性食管炎、Barrett 食管、贲门失弛缓症、食管上皮增生、食管黏膜损伤、Plummer-Vinson 综合征、食管憩室、食管溃疡、食管白斑、食管瘢痕狭窄、食管裂孔疝等是食管癌的癌前病变或癌前疾病。预防这些疾病对于食管癌的治疗有十分重要的意义。

▮▶ 何为食管癌的三级预防？

食管癌预防的最终目标是降低其发病率和死亡率。就预防本身而言可分为三级。

（1）一级预防：也称为病因预防，是尽可能找出引起食管癌的病因和危险因素，针对这些病因和危险因素进行预防，以避免食管癌的发生。

（2）二级预防，也称为临床前预防或"三早"预防，其目的是防止初发病的发展。这时人体内已出现癌细胞，并处于潜伏期，症状在强大的免疫功能作用下或被消灭或处于休眠状态。当机体的免疫功能低下时，这些癌细胞就会蠢蠢欲动，甚至逐渐变成肿瘤。因此，对食管癌高危人群和有食管癌癌前病变的患者，应高度重视，严密监控，及时发现和治疗。虽然二级预防不如病因学预防那样彻底，但比较现实可行，可在短时间内使食管癌的发病率和死亡率下降。

（3）三级预防：也称为临床（期）预防或康复性预防，被认为是预防死亡的阶段。此时癌肿已经形成，或已有临床表现，应进行全面的检查，尽快明确诊断，采取正确、合理的治疗以获得最佳的治疗效果。

▐▶ 何为食管癌的"三早"?

食管癌的"三早"是指早期发现、早期诊断和早期治疗。目前我国食管癌患者就诊时早期(Ⅰ期)患者只占 5%~10%,中期(Ⅱ期)约占 20%,较晚期和晚期(Ⅲ、Ⅳ期)占 70%~75%。就治疗效果来看,早期食管癌患者治疗后的 5 年生存率高达 70%~95%,而较晚期患者治疗后的 5 年生存率为 10%左右。就治疗费用来看,一名早期食管癌患者住院治疗的费用为几千元至 1~2 万元,而一名晚期患者的治疗费用则需要十几万到几十万元。因此,食管癌早期发现、早期诊断和早期治疗,无论是对患者,还是对社会、家庭的经济支出都有十分重要的意义。

▐▶ 食管癌患者应如何正确面对自己的病情?

当一个人知道自己患上癌症时,基于对癌症的认识,首先会感到恐惧、沮丧和绝望。有些人会对诊断产生怀疑,而去不同的医院重复检查,希望是医院误诊。当诊断确定无疑时,部分患者除了恐惧、焦虑外,还会对选择何种治疗感到无所适从,对治疗后身体恢复情况、治疗效果心中没底,焦虑不安。

正确的做法是,家人、朋友应给予患者更多精神上的关爱,生活上给予细心的照顾。患者切忌听信一些所谓的"神医"的"神药""祖传秘方",或者某些"特色医院"所谓的"特效疗法"等,而放弃专科医生正确的、最佳的治疗方案,从而失去了最佳的治疗时机,最终延误病情。

患者和家属应树立信心,经过规范的治疗会取得较好的效果,身体得到恢复,生活质量得到明显改善,甚至能够长期生存。

▐▶ 食管癌患者需要经历几个心理历程?

癌症患者通常需要经历三个心理历程。

(1)第一阶段:即最初的反应。否认和不相信自己患了癌症,这是一种心理防御策略。

（2）第二阶段：即躁动期。在这段时间,肿瘤已确诊,患者常常会出现难以控制的焦躁不安和恐惧情绪，并随之产生一种无助和无望的感觉,同时也掺杂着蒙眬的期待,期待着接下来的治疗会出现奇迹。

（3）第三阶段：即稳定期。治疗开始后,随着病情的稳定或好转,患者由适应到"乐观",紧张和恐惧情绪得到缓解,生活逐渐恢复正常。

▶ 肿瘤患者有哪些心理问题和心理痛苦?

肿瘤患者常见的心理问题有痛苦、焦虑、抑郁、恐惧、退化与依赖、角色紊乱等。心理痛苦是指患者对患恶性肿瘤所形成的心理不适应状态。临床上常表现为被隔绝、自卑、失落、耻辱、担心传染和复发、害怕死亡、失眠、恐惧、焦虑、抑郁,甚至产生自杀倾向。

▶ 对出现心理痛苦的患者应如何干预?

依据患者的心理特征和文化背景，选择适当时机和方式将"坏消息"告诉患者和家属,并鼓励患者树立信心,争取好的疗效。充分告知患者需要做的各种检查项目,避免患者及家属由于知识缺乏而产生焦虑、紧张的情绪;帮助患者有效地利用社会支持系统,支持患者尽早回归社会,提高患者的生存质量。

▶ 何为抑郁

抑郁是指一种情绪低落状态,常表现为愁眉不展、表情痛苦、思维迟钝、语量减少、话速缓慢。对任何事物都兴趣索然,感到自己毫无价值,甚至萌生自杀念头。同时还伴有生理功能的障碍,如食欲减退、食量减少、睡眠障碍等。

▶ 对出现抑郁症状的患者应如何干预？

及时发现，请心理医生协助诊断；认真观察病情变化，与家属配合，与患者进行积极沟通，排解其不良情绪；进行必要的知识宣教；及时治疗身体不适，提高舒适度，改善生活质量；指导患者接受抗抑郁治疗；对病情进行动态评估，随时调整干预措施。

▶ 何为焦虑？

焦虑是癌症患者常见的一种精神症状，是在自信心欠缺的情况下产生的一种即将面临不幸的情绪体验，是对自身安全可能受到威胁的担心，或是对可能的不良后果产生的不安和害怕的心情。实际上，这种担心并无现实的、充分的客观依据。

▶ 对出现焦虑症状的患者应如何干预？

（1）提供安静舒适的环境，建立良好的医患和护患关系，与患者进行有效的沟通，以减轻患者的焦虑。

（2）医护人员应尊重患者并耐心倾听患者的叙述，然后耐心地解释和安抚，必要时可寻求专业人员帮助。

（3）使用通俗易懂的语言释疑解惑，依据不同时期、不同需求进行有针对性的宣教，尽量获得患者的配合，争取获得良好的效果。

▶ 患者术后在饮食上应注意什么？

一般食管癌术后 3~4 天才能拔除胃肠减压管。术后 6~7 天可尝试少量饮水。如果饮水后未现异常，可进食牛奶、果汁或米汤等流质食物；如果食后无不适，可逐渐过渡到鸡汤、鱼汤等。术后 10 天左右可进食米粥、烂面条和鸡蛋羹等半流质食物。正常情况下，术后 2 周患者即可出院，出院后患者可逐渐进食软食、鱼、肉和蔬菜，但要细嚼慢咽，少量多餐。术后 1 个月可恢复正常饮食,应注意多吃高蛋白、易消化的食物。

何为术后胃食管反流?

食管癌术后胃食管反流是指手术切除食管肿瘤后,胃内容物经吻合口反向流入食管腔并引起一系列临床症状。

应如何处理术后胃食管反流?

胃食管反流是食管癌手术后常见的一种并发症,严重时可引起反流性食管炎,应引起外科医生和患者的重视。在处理胃食管反流的过程中,应防治结合,两者并重。

(1)手术前对这种术后并发症要有所认识,积极预防。肥胖者要适当减肥,戒烟戒酒,放松精神。

(2)手术操作要精细,食管胃吻合时可考虑增加抗反流措施。

(3)术后保持胃肠减压通畅,减少胃内容物潴留。

(4)术后早期下地活动,促进胃排空,尽量降低腹腔内压力。

(5)尽量减少平卧位,必要时可将枕头垫高。

(6)术后进食时要细嚼慢咽,少量多餐,尽量避免进食过硬和难消化的食物。

食管癌患者经手术、放疗、化疗治愈癌症后,为何还要定期到医院复查?

食管癌与其他恶性肿瘤一样,存在着较高的复发率和转移率。食管癌患者康复出院后,只有定期进行复查,才能及时发现可能出现的复发或转移灶,从而及时进行处理,以获得最佳的治疗效果。

食管癌治疗后复查需要坚持多长时间?

食管癌患者治疗后需要进行严格的定期复查。一般认为食管癌患者经过系统治疗后无病生存 5 年以上说明癌症被治愈了，可以在存活满 5 年时做最后一次复查，如果没有其他问题可以停止复查。

▮▶ 何为随访？

随访是以医生为主体的医患沟通方式。在患者出院后，医生通过患者住院期间留下的联系方式，主动与患者进行沟通和交流，全面了解患者的康复和生活情况，以便于及时发现问题和给予适当的建议和治疗。

▮▶ 随访有何意义？

定期随访对患者和医生都很重要，主要体现在以下几个方面。

（1）完成后续治疗：癌症的治疗是多学科综合治疗，在完成了一项治疗后，可选择适当的时机做其他治疗，如手术后还要做化疗和放疗等，而这些后续治疗大多在随访中完成。

（2）监控病情变化：有助于及时发现肿瘤的复发和转移征象及新的原发肿瘤，给予及时、合理的处理，延长生命，改善生活质量。

（3）便于总结经验，提高治疗水平：医生可通过随访获得肿瘤治疗的完整资料，了解肿瘤的治疗效果、肿瘤复发和转移的规律、不同治疗方法的优缺点等。

参考文献

［1］邵令方,张毓德. 食管外科学. 石家庄:河北科学技术出版社,1987.

［2］赵锡江. 食管成形术. 天津:天津科技翻译出版公司,1994.

［3］赵锡江. 食管癌诊断与治疗. 天津:天津科技翻译出版公司,1999.

［4］工其彰. 食管外科. 北京:人民卫生出版社,2005.

［5］赵锡江. 机械性胸部肿瘤外科手术. 天津:天津科技翻译出版公司,2006.

［6］吴显文. 专家帮您解读食管癌. 北京:人民卫生出版社,2007.

［7］温剑虎. 衣食住行与食管癌防治. 重庆:重庆出版社,2008.

［8］丁玥. 肿瘤科护理必备. 北京:北京大学医学出版社,2011.

［9］张昌敏. 胃癌·食管癌. 南京:江苏科学技术出版社,2012.

［10］中国抗癌协会食管癌专业委员会. 食管癌规范化诊治指南. 北京：中国协和医科大学出版社,2012.

［11］王群. 食管癌. 上海:第二军医大学出版社,2013.

防癌抗癌新媒体科普平台

一、网站

1.中国抗癌协会：

　http://www.caca.org.cn/

2.中国抗癌协会肿瘤防治科普平台：

　https://www.cacakp.com/

3.中国抗癌协会神经肿瘤专业委员会：

　http://www.csno.cn/

4.甲状腺肿瘤网：

　http://www.thyroidcancer.cn/

5.中国抗癌协会肿瘤标志专业委员会：

　http://tbm.cacakp.com/

6.中国肿瘤营养网(中国抗癌协会肿瘤营养专业委员会)：

　http://cancernutrition.cn/ainst-1.0/

7.中国抗癌协会肿瘤心理学专业委员会：

　http://www.hnca.org.cn/cpos/

二、新媒体平台

1.中国抗癌协会官方 APP　　　　　2.中国抗癌协会科普平台(微信公众号)

3.中国抗癌协会科普平台(今日头条)　4.中国抗癌协会科普平台(微博)

5.中国抗癌协会科普平台(学习强国)　6.中国抗癌协会科普平台(人民日报)

7.中国抗癌协会科普平台(网易新闻)　8.中国抗癌协会科普平台(新华网客户端)

9.中国抗癌协会肿瘤防治科普平台　10.中国抗癌协会科普平台(人民日报健康客户端)

11.CACA 肿瘤用药科普平台　　12.CACA 早筛科普平台

与医生一起
做家庭健康卫士

我们为阅读本书的你，提供以下专属服务

用药指南
随时查询药品说明书
及注意事项

交流社群
寻找一起阅读的
朋友

读书笔记
边读边记，好记性
不如烂笔头

在线复诊
在家中与医生对话，
进行在线复诊

扫码获取健康宝典